国家执业药师职业资格考试 必背采分点

药学专业知识（一）

主编◎蒋妮

扫码加入读者圈
与作者深入交流
获取最新大纲变化资讯

全国百佳图书出版单位
中国中医药出版社
·北京·

图书在版编目（CIP）数据

药学专业知识（一）/蒋妮主编．—北京：中国中医药出版社，2022.3
国家执业药师职业资格考试必背采分点
ISBN 978－7－5132－7440－1

Ⅰ.①药… Ⅱ.①蒋… Ⅲ.①药物学－资格考试－自学参考资料
Ⅳ.①R9

中国版本图书馆 CIP 数据核字（2022）第 033537 号

中国中医药出版社出版

北京经济技术开发区科创十三街 31 号院二区 8 号楼
邮政编码　100176
传真　010－64405721
三河市同力彩印有限公司印刷
各地新华书店经销

开本 787×1092　1/32　印张 9　字数 152 千字
2022 年 3 月第 1 版　2022 年 3 月第 1 次印刷
书号　ISBN 978－7－5132－7440－1

定价　39.00 元
网址　www.cptcm.com

服 务 热 线　010－64405510
购 书 热 线　010－89535836
维 权 打 假　010－64405753

微信服务号　　zgzyycbs
微商城网址　　https://kdt.im/LIdUGr
官方微博　　　http://e.weibo.com/cptcm
天猫旗舰店网址　https://zgzyycbs.tmall.com

如有印装质量问题请与本社出版部联系（010－64405510）
版权专有　侵权必究

药学专业知识(一) 编委会

- **主　审**　田　燕
- **主　编**　蒋　妮
- **副主编**　武国宇　刘　明
- **编　委**　于　涛　李　东　孙石春
  　　　　　白雅君　张　彤　刘艳君
  　　　　　何　影　王红微　齐丽娜
  　　　　　张黎黎　李　瑞　黄腾飞
  　　　　　史冯琳　韩惠善

前 言

国家执业药师职业资格考试属于职业准入考试，凡符合条件经过考试并成绩合格者，颁发"执业药师职业资格证书"，表明其具备执业药师的学识、技术和能力。本资格在全国范围内有效。考试分药学专业和中药学专业。由于考试重点、难点较多，广大考生在复习考试中很难适应，这对于专业基础比较薄弱、信心不足的考生来说，非常有必要借助考试辅导用书来提高自身的应试能力。

应广大考生要求，多年从事执业药师职业资格考试考前培训的权威专家团队依据最新版《国家执业药师职业资格考试大纲》，编写了这套《国家执业药师职业资格考试必背采分点》丛书。本套丛书共7本，分别为《药事管理与法规》《药学专业知识（一）》《药学专业知识（二）》《药学综合知识与技能》《中药学专业知识（一）》《中药学专业知识（二）》《中药学综合知识与技能》。丛书将考试大纲和复习指导用书融为一体，根据考试真题或常考习题，划出"必背采分点"，便于考生利用碎片时间复习；同时加入考试真题，帮助学生熟悉出题思路，使其临考不至于慌乱，并对难点和重点给予考点提示，便于考生掌握。本套丛书主要供参加国家执业药师职业资格考试的考生使用。

我们相信，只要考生们认真学习，在本套丛书的帮助下一定能够顺利通过国家执业药师职业资格考试。

《国家执业药师职业资格考试必背采分点》编委会
2020 年 12 月

编写说明

本书是 2021 年《国家执业药师职业资格考试必背采分点》丛书之一，由多年从事执业药师考前培训的权威专家根据最新版《国家执业药师职业资格考试大纲》及《国家执业药师职业资格考试指南》的内容要求精编而成。

本书将考试大纲和复习指导用书融为一体，书中内容按照章节编排，包括药品与药品质量标准、药物的结构与作用、常用的药物结构与作用、口服制剂与临床应用、注射剂与临床应用、皮肤和黏膜给药途径制剂与临床应用、生物药剂学与药物动力学和药物对机体的作用。以历年真题或常考习题为重点，划出"必背采分点"，非常便于记忆。同时加入考试真题，并对难点和重点给出少量的"考点提示"，复习重点突出，便于考生掌握考试脉络。本书具有很强的针对性和实用性，供参加 2021 年国家执业药师职业资格考试的考生使用。

本书涉及内容广，不妥之处恳请各位读者提出宝贵意见，以便再版时修订提高。

《药学专业知识（一）》编委会
2020 年 12 月

目 录

第一章 药品与药品质量标准 …………………… 1
  第一节 药物与药物制剂 …………………………… 1
  第二节 药品质量标准 ……………………………… 14
  第三节 药品质量保证 ……………………………… 21

第二章 药物的结构与作用 ……………………… 32
  第一节 药物结构与作用方式对药物活性的影响
    ………………………………………………… 32
  第二节 药物结构与性质对药物活性的影响 …… 35
  第三节 药物结构与药物代谢 …………………… 42
  第四节 药物结构与毒副作用 …………………… 49

第三章 常用药物的结构与作用 ………………… 53
  第一节 中枢神经系统疾病用药 ………………… 53
  第二节 外周神经系统疾病用药 ………………… 64
  第三节 解热镇痛及非甾体抗炎药 ……………… 70
  第四节 消化系统疾病用药 ……………………… 75
  第五节 循环系统疾病用药 ……………………… 81
  第六节 内分泌系统疾病用药 …………………… 95
  第七节 抗感染药 ………………………………… 102

第八节　抗肿瘤药 …………………………… 113
第四章　口服制剂与临床应用 …………………… 122
第一节　口服固体制剂 ……………………… 122
第二节　口服液体制剂 ……………………… 136
第五章　注射剂与临床应用 ……………………… 147
第一节　注射剂的基本要求 ………………… 147
第二节　普通注射剂 ………………………… 155
第三节　微粒制剂 …………………………… 161
第四节　其他注射剂 ………………………… 170
第六章　皮肤和黏膜给药途径制剂与临床应用 …… 171
第一节　皮肤给药制剂 ……………………… 171
第二节　黏膜给药制剂 ……………………… 178
第七章　生物药剂学与药物动力学 ……………… 191
第一节　药物体内过程的基本原理 ………… 191
第二节　药物的吸收 ………………………… 196
第三节　药物的分布、代谢和排泄 ………… 208
第四节　药物动力学模型及应用 …………… 214
第五节　给药方案设计与个体化给药 ……… 226
第六节　生物利用度与生物等效性 ………… 229
第八章　药物对机体的作用 ……………………… 235
第一节　药物作用的两重性 ………………… 235

第二节 药物作用的量-效和时-效规律与评价
.... 239
第三节 药物的作用机制与受体 243
第四节 药效学方面的药物相互作用 250
第五节 遗传药理学与临床合理用药 252
第六节 时辰药理学与临床合理用药 255
第七节 药物应用的毒性问题 259

第一章 药品与药品质量标准

第一节 药物与药物制剂

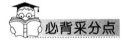

1. 药品是指可供药用的产品。根据《中华人民共和国药品管理法》第二条定义"药品是指用于预防、治疗、诊断人的疾病,有目的地调节人的生理机能并规定有**适应证或者功能主治、用法和用量**的物质,包括化学药、中药和生物制品等"。

2. 化学药是指通过**化学合成方法**得到的小分子的有机或无机化合物。

3. 中药是指以中国传统医药理论指导采集、炮制、制剂,说明作用机理,指导临床应用的药物。简而言之,中药就是指在中医理论指导下,用于**预防、治疗、诊断疾病并具有康复与保健作用**的物质。中药主要来源于天然药及其加工品,包括植物药、动物药、矿物药及部分化学、生物制品类药物。

4. 生物制品是指应用普通的或以**基因工程、细胞工程、蛋白质工程、发酵工程等**生物技术获得的微生物、细胞及各种动物和人源的组织和液体等生物材料制备的，用于人类疾病预防、治疗和诊断的药品。

5. 每一种药物都有一个特定名称，通常有三种名称用来表达，分别为**药品通用名、化学名和商品名**。

6. 药品的**商品名**通常是针对药物的最终产品，即剂量和剂型已确定的含有一种或多种药物活性成分的药品。

7. 药品的商品名是由制药企业自己进行选择的，它和商标一样**可以进行注册和申请专利保护**。

8. 含同样活性成分的同一药品，每个企业应有自己的**商品名**，不得冒用、顶替别人的药品商品名称。

9. 药品**通用名**也称为国际非专利药品名称（INN），是世界卫生组织（WHO）推荐使用的名称。

10. INN 通常是指有**活性的药物物质**，而不是最终的药品，是药学研究人员和医务人员使用的共同名称，因此一个药物只有一个药品通用名。

11. 药品通用名**不受**专利和行政保护，是所有文献、资料、教材及药品说明书中标明有效成分的名称。

12. 药品通用名的确定应遵循**WHO 的原则**，且不能和已有的名称相同，也不能和商品名相似。

13. 我国药典委员会编写的**《中国药品通用名称（CADN）》**是中国药品命名的依据，基本是以世界卫生组织推荐的 INN 为依据，中文名尽量和英文名相对应，可采取音译、意译或音译和意译相结合，以音译为主。

14. 对化学药来讲，每个药物都有特定的化学结构，为了准确地表述药物的化学结构，通常使用其**化学命名**。

15. 药物的化学名是根据其**化学结构式**来进行命名的，以一个母体为基本结构，然后将其他取代基的位置和名称标出。

16. 化学名称可参考国际纯化学和应用化学会（IUPAC）公布的**有机化合物命名原则**及中国化学会公布的**"有机化学物质系统命名原则（1980年）"**进行命名。

17. 化学命名的基本原则是从化学结构选取一特定的部分作为母体，规定母体的位次编排法，将母体以外的其他部分均视为其取代基，对于手性化合物规定其**立体构型或几何构型**。

18. 氨苄西林的母核结构为**β-内酰胺环**，主要用途为**抗生素抗菌药**。

19. 阿昔洛韦的母核结构为**鸟嘌呤环**，主要用途为**抗病毒药**。

20. 盐酸环丙沙星的母核结构为**喹啉酮环**,主要用途为**合成抗菌药**。

21. 药物在临床应用之前,一般都必须制成适合于**诊断、治疗和预防疾病**的应用形式,以充分发挥药效,减少毒副作用,便于运输、使用与保存。

22. 这种适合于疾病的诊断、治疗或预防的需要而制备的不同给药形式,称为**药物剂型**,简称剂型(dosage forms),如片剂、胶囊剂、注射剂等。

23. 根据制剂命名原则,制剂名=**药物通用名+剂型名**,如维生素 C 片、阿莫西林胶囊、鱼肝油胶丸等。

24. 凡按医师处方,专门为某一患者调制的并确切指明具体用法、用量的药剂称为**方剂**。

25. 研究方剂的**调制理论、技术和应用**的科学称为调剂学。

26. 根据物质形态分类,剂型分为固体剂型、半固体剂型、液体剂型和**气体剂型**。

27. 一般而言,形态相同的剂型,在制备特点上有**相似之处**。

28. 剂型的形态不同,药物作用的**速度**也不同。

29. 剂型按给药途径分类可分为**经胃肠道给药剂型、非经胃肠道给药剂型**。

30. 非经胃肠道给药剂型的给药方式包括:①注射

给药；②**皮肤给药**；③口腔给药；④鼻腔给药；⑤肺部给药；⑥眼部给药；⑦直肠、阴道和尿道给药。

31. 按给药途径分类的缺点是会产生同一种剂型由于**给药途径**的不同而出现不同类别。

32. 按剂型的分散特性，即根据分散介质中存在状态的不同及分散相在分散介质中存在的状态特征不同进行分类，利用物理化学等理论对有关问题进行研究，基本上可以反映出剂型的**均匀性**、**稳定性**及制法的要求。

33. 按分散体系分类：①真溶液类；②胶体溶液类；③乳剂类；④**混悬液类**；⑤气体分散类；⑥固体分散类；⑦微粒类。

34. 微粒类药物通常以不同大小的微粒呈液体或固体状态分散，主要特点是粒径一般为微米级（如微囊、微球、脂质体等）或纳米级（如纳米囊、纳米粒、纳米脂质体等），这类剂型能改变药物在体内的吸收、分布等方面特征，是近年来大力研发的**药物靶向剂型**。

35. 按分散体系分类的缺点在于不能反映**剂型的用药特点**。

36. 根据剂型作用快慢，分为**速释**、普通和缓控释制剂等。

37. 按作用时间分类能直接反映用药后药物起效的快慢和作用持续时间的长短，因而有利于合理用药。但该法无法区分**剂型之间的固有属性**。

38. 药物剂型必须与**给药途径**相适应。

39. 药物剂型的重要性包括可改变药物的作用性质、可调节药物的作用速度、可降低（或消除）药物的不良反应、**可产生靶向作用**、可提高药物的稳定性、可影响疗效。

40. 药用辅料系指生产药品和调配处方时所用的**赋形剂和附加剂**，是除了活性成分以外，包含在药物制剂中的在安全性方面已进行了合理评估的物质。

41. 药用辅料是指在制剂处方设计时，为解决制剂**成型性、有效性、稳定性及安全性**而加入处方中的除主药以外的一切药用物料的统称。

42. 药用辅料的作用有：①赋形；②使制备过程顺利进行；③提高药物稳定性；④**提高药物疗效**；⑤降低药物不良反应；⑥调节药物作用；⑦提高患者用药的顺应性。

43. 药用辅料的应用原则有：①满足制剂成型、有效、稳定、安全、方便要求的最低用量原则。②**无不良影响**原则。

44. 依据来源不同，药用辅料可分为**天然物质**、半合成物质和全合成物质。

45. 按给药途径分类，药用辅料可分为口服用、注射用、**黏膜用**、经皮或局部给药用、经鼻或口腔吸入给药用和眼部给药用等。同一辅料可用于不同给药途径的药物制剂，且有不同的作用和用途。

46. 药用辅料应在使用途径和使用量下通过**安全性评估**，对人体无毒害作用；化学性质稳定，不易受温度、pH、光线、保存时间等的影响；不与主药及其他辅料发生作用，不影响制剂的质量检验。

47. 药用辅料的安全性及影响制剂生产、质量、安全性和有效性的性质应符合要求。包括与生产工艺及安全性有关的常规试验（如性状、鉴别、检查、含量测定等）项目及**影响制剂性能的功能性试验（如黏度等）**。

48. 药品的包装系指选用适当的材料或容器，利用包装技术对药物制剂的半成品或成品进行**分（灌）、封、装、贴签**等操作，为药品提供质量保护、签定商标与说明的一种加工过程的总称。

49. 药品包装按其在流通领域中的作用可分为**内包装**和**外包装**两大类。

50. 材料的确认（鉴别）主要确认材料的**特性、防止掺杂、确认材料来源的一致性**。

51. 药用玻璃亦即**玻璃药包材**，是玻璃制品的一个重要组成部分，其性能及质量要求均高于普通的玻璃制品，是药品包装的主要材料。

52. 塑料和玻璃相比具有**质轻、耐腐蚀、力学性能高、便于封口**和**成本低**等特点。

53. 金属药包材的主要缺点：**化学稳定性差，耐腐蚀性能差**；金属材料中含有的铅、锌等重金属离子可影响药品质量并危害人体健康；容器较重，能量消耗大；成本较高等。

54. 复合包装材料药包材综合性能好，具有**构成复合薄膜**的所有单膜的性能，并具有某些特殊性能。

55. 药物稳定性是指**原料药及制剂**保持其物理、化学、生物学和微生物学性质的能力。

56. 药物制剂稳定性变化一般包括化学、**物理**和生物学三个方面。

57. 化学不稳定性是指药物由于水解、氧化、还原、光解、异构化、聚合、脱羧，以及药物相互作用产生的化学反应，使药物**含量（或效价）、色泽**产生变化。

58. 制剂物理性能的变化，不仅使制剂质量下降，还可以引起化学变化和**生物学变化**。

59. 生物不稳定性是指由于**微生物污染滋长**，引起药物的酶败分解变质。可由内在和外部两方面的因素引起。

60. 药物由于化学结构的不同，外界环境不同，可发生不同类型的降解反应，**水解和氧化**是药物降解的两个主要途径。

61. 水解是药物降解的主要途径，属于这类降解的药物主要有**酯类（包括内酯）**、酰胺类（包括内酰胺）等。

62. 含有酯键的药物在水溶液中或吸收水分后，易发生水解反应，在 H^+ 或 OH^- 或广义酸碱的催化下，反应还可加速。**盐酸普鲁卡因**的水解可作为这类药物的代表。

63. 氯霉素比青霉素类抗生素稳定，但其水溶液仍易分解，在 pH 值 7 以下，主要是**酰胺水解**，生成氨基物与二氯乙酸。

64. 氯霉素类抗生素在 pH 值 2~7 范围内，pH 对水解速度影响不大。在 **pH 值 6** 时最稳定，在 pH 值 2 以下或 pH 值 8 以上水解作用加速，而且在 pH 值 8 以上还有脱氯的水解作用。

65. 氯霉素水溶液 120℃ 加热，氨基物可进一步发生分解生成**对硝基苯甲醇**。

66. 氯霉素水溶液对光敏感，在 pH 值 5.4 暴露于日光下，变成**黄色沉淀**。

67. 目前常用的氯霉素制剂主要是**氯霉素滴眼液**，处方有多种。

68. 氯霉素溶液可用 **100℃、30 分钟**灭菌，水解

3%~4%。

69. 利多卡因邻近酰胺基有较大的基团，由于**空间效应**，故不易水解。

70. 巴比妥类是酰胺类药物，在**碱性溶液**中容易水解。

71. 维生素 B 族、地西泮、碘苷等药物的降解主要是由于**水解作用**。

72. 药物氧化分解通常是**自氧化过程**。

73. 维生素 C 分子中含有**烯醇基**，极易氧化，氧化过程较为复杂。

74. 异构化分为**光学异构、几何异构**两种。

75. 左旋肾上腺素具有生理活性，外消旋以后只有 50% 的活性，其水溶液在 pH 值 4 左右产生**外消旋化**作用。

76. 毛果芸香碱在碱性 pH 时，α-碳原子**差向异构化**后生成异毛果芸香碱。

77. 对氨基水杨酸钠在光、热、水分存在的条件下很易**脱羧**，生成间氨基酚，后者还可进一步氧化变色。

78. **药物结构**与光敏感性有一定的关系，如酚类和分子中有双键的药物，一般对光敏感。

79. 常见的对光敏感的药物：硝普钠、氯丙嗪、异丙嗪、维生素 B_2、氢化可的松、泼尼松、叶酸、维生素

A、维生素 B_1、辅酶 Q10、硝苯地平等。其中，**硝普钠**对光极不稳定。

80. 对于易氧化的品种，**除去氧气**是防止氧化的根本措施。

81. 铜、铁、钴、镍、锌、铅等离子都有促进氧化的作用，它们主要是**缩短氧化作用的诱导期**，增加游离基生成的速度。

82. 药物制剂稳定化方法有控制温度、调节 pH、改变溶剂、**控制水分及湿度**、遮光、驱逐氧气、加入抗氧剂或金属离子络合剂、稳定化的其他方法。

83. 采用干法制粒、**流化喷雾制粒**代替湿法制粒，可提高易水解药物片剂的稳定性。

84. 将蒸馏水煮沸 **5 分钟**，可完全除去溶解的氧，但冷却后空气中的氧仍可溶入，应立即使用，或贮存于密闭的容器中。

85. 抗氧剂根据其溶解性能可分为**水溶性和油溶性**两种。

86. 常用的**水溶性抗氧剂**有亚硫酸钠、亚硫酸氢钠、焦亚硫酸钠、硫代硫酸钠、硫脲、维生素 C、半胱氨酸等。

87. 焦亚硫酸钠和亚硫酸氢钠适用于**弱酸性溶液**。

88. 亚硫酸钠常用于**偏碱性药物溶液**。

89. 硫代硫酸钠在酸性药物溶液中可析出硫细颗粒沉淀，故只能用于**碱性药物溶液**。

90. 亚硫酸氢钠可与肾上腺素在水溶液中形成无生理活性的**磺酸盐化合物**。

91. 常用的金属离子络合剂有依地酸二钠、枸橼酸、酒石酸等，**依地酸二钠**最为常用，其浓度一般为 0.005%~0.05%。

92. 药物稳定性试验方法有**影响因素试验**、加速试验、长期试验（留样观察法）。

93. 对于药物降解，常用降解 10% 所需的时间，称为十分之一衰期，记作 $t_{0.9}$，通常定义为有效期。

94. 药品标签中的有效期应当按照年、月、日的顺序标注，年份用**四位数字**表示，月、日用两位数表示。

95. 有效期若标注到日，应当标注为**起算日期**（生产日期或生产批号，通常为生产日期）对应年月日的前一天。

历年考题

【A 型题】1. 属于非经胃肠道给药的制剂是（　　）
A. 维生素 C 片
B. 西地碘含片
C. 盐酸环丙沙星胶囊
D. 布洛芬混悬滴剂
E. 氯雷他定糖浆

【考点提示】B。经胃肠道给药剂型是指给药后药物经胃肠道吸收后发挥疗效,如口服溶液剂、糖浆剂、颗粒剂、胶囊剂、散剂、丸剂、片剂等。非经胃肠道给药剂型是指除胃肠道给药途径以外的其他所有剂型,包括:①注射给药:如注射剂,包括静脉注射、肌内注射、皮下注射及皮内注射等;②皮肤给药:如外用溶液剂、洗剂、软膏剂、贴剂、凝胶剂等;③口腔给药:如漱口剂、含片、舌下片剂、膜剂等;④鼻腔给药:如滴鼻剂、喷雾剂、粉雾剂等;⑤肺部给药:如气雾剂、吸入制剂、粉雾剂等;⑥眼部给药:如滴眼剂、眼膏剂、眼用凝胶、植入剂等;⑦直肠、阴道和尿道给药:如灌肠剂、栓剂等。

【A型题】2. 药物的光敏性是指药物被光降解的敏感程度。下列药物中光敏性最强的是(　　)

A. 氯丙嗪　　　　　　B. 硝普钠

C. 维生素　　　　　　D. 叶酸

E. 氢化可的松

【考点提示】B。常见的对光敏感的药物有硝普钠、氯丙嗪、异丙嗪、维生素 B_2、氢化可的松、泼尼松、叶酸、维生素 A、维生素 B_1、辅酶 Q10、硝苯地平等。其中硝普钠对光极不稳定,临床上用 5% 的葡萄糖配制成 0.05% 的硝普钠溶液静脉滴注,在阳光下照射 10 分钟就分解 13.5%，颜色也开始变化，同时 pH 下降。室内光线条件下，本品半衰期为 4 小时。

第二节 药品质量标准

必背采分点

1. 药品标准俗称**药品质量标准**，系根据药品自身的理化与生物学特性，按照批准的处方来源、生产工艺、贮藏运输条件等所制定的、用以检测药品质量是否达到用药要求并衡量其质量是否稳定均一的技术规定。

2. 经国务院药品监督管理部门核准的药品质量标准高于国家药品标准的，按照经核准的药品质量标准执行；没有国家药品标准的，应当**符合经核准的药品质量标准**。

3. 《中华人民共和国药典》简称《**中国药典**》，英文缩写 ChP。

4. 现行版《中国药典》（2020 年版）是我国第十一版药典，系由**一部、二部、三部、四部**及其**增补本**组成。

5. 药品注册标准是指由国务院药品监督管理部门（国家药品监督管理局，NMPA）核准给申请人特定药品的**质量标准**（也称为"核准标准"）。

6. 《中华人民共和国药品管理法》规定：药品生产企业应当对药品进行**质量检验**。

7. 《中国药典》由**凡例**与**正文**及其引用的**通则**共同构成。

8. 《中国药典》的**凡例内容**包括：①总则；②正文；③通则；④名称与编排；⑤项目与要求；⑥检验方法和限度；⑦标准品与对照品；⑧剂量；⑨精确度；⑩试药、试液、指示剂；⑪动物试验；⑫说明书、包装和标签。

9. 《中国药典》的**正文内容**包括：①品名；②有机药物的结构式；③分子式；④分子量；⑤来源或有机药物的化学名称；⑥含量或效价限度；⑦处方；⑧制法；⑨性状；⑩鉴别；⑪检查；⑫含量测定；⑬类别；⑭规格；⑮贮藏；⑯杂质信息。

10. 《中国药典》的通则主要收载有制剂通则与其他通则、通用分析与检测方法和**指导原则**三类。

11. 《美国药典》由美国药典委员会编辑出版，现与《美国国家处方集》合并出版，缩写为**USP-NF**。

12. 《欧洲药典》缩写为**Ph. Eur. 或 EP**，由欧洲药品质量理事会（EDQM）编辑出版。

13. 日本药典的名称是《**日本药局方**》，缩写为 JP，由日本药局方编辑委员会编制。

14. 《中国药典》是以**凡例**为基本原则、各论（正文）为标准主体、通则为基本要求的标准体系。

15. 《中国药典》通则以 XXYY 四位阿拉伯数字编码表示：其中，XX 为**类别**、YY 为亚类级条目。

16. 《中国药典》通则收载的通用分析与检测方法，包括光谱法、**色谱法**、物理常数测定法、限量检查法、特性检查法、生物学相关检测法、中药相关检查法、生物制品相关检查法、含量测定法、化学残留物测定法、微生物检查法、生物活性/效价测定法、试药与标准物质等。

17. 《中国药典》性状项下记载药品的**外观、臭（味）、溶解度以及物理常数**等。

18. 标准中药品的近似溶解度可用"极易溶解""**易溶**""溶解""略溶""微溶""极微溶解""几乎不溶或不溶"等名词术语表示。

19. 《中国药典》通则 0600 收载有物理常数的测定方法，主要有相对密度、馏程、**熔点**、凝点、比旋度、折光率、黏度、吸收系数、碘值、皂化值和酸值等。

20. 鉴别试验包括**一般鉴别试验**和**特殊鉴别试验**。

21. 一般鉴别试验为通用方法，收载于《中国药典》通则**0301**；特殊鉴别试验则为各品种特有的鉴别试验，收载于正文品种项下。

22. 特殊鉴别试验常用的方法包括**化学法、物理化学法和生物学方法**等。

23. 《中国药典》通则收载的化学药品的一般检查项目及其检查法主要有三类：**①限量检查法；②特性检查法；③生物学检查法**。

24. 含量测定是指用规定的方法测定药物中有效成分的**含量**。

25. 对于原料药，用"含量测定"的药品，其含量限度均用有效物质所占的百分数（%）表示，此百分数除另有注明者外，均系指**重量百分数**。

26. 若含量限度规定上限为**100%以上**时，系指用规定的方法测定时可能达到的数值，为《中国药典》规定的限度或允许偏差，并非真实含有量。

27. 含量测定方法主要有**化学分析法、仪器分析法和生物活性测定法**。

28. 制剂的规格，系指每一支、片或其他每一个单位制剂中含有**主药的重量**（或效价）或含量（%）或装量。

29. 对于列有处方的制剂，也可规定**浓度或装量规格**。

30. 贮藏项下规定的贮藏条件，是根据药品的稳定

药学专业知识（一）

性对药品贮存与保管的基本要求，以避免药品的污染或减缓药品在正常贮藏期内的**降解**。

历年考题

【A 型题】1. 关于药品质量标准中检查项的说法，错误的是（　　）

A. 检查项包括反映药品安全性与有效性的试验方法和限度、均一性与纯度等制备工艺要求

B. 除另有规定外，凡规定检查溶出度或释放度的片剂，不再检查崩解时限

C. 单剂标示量小于 50mg 或主药含量小于单剂重量 50% 的片剂，应检查含量均匀度

D. 凡规定检查含量均匀度的制剂，不再检查重/装量差异

E. 崩解时限、溶出度与释放度、含量均匀度检查法属于特性检查法

【考点提示】C。除另有规定外，片剂、硬胶囊剂、颗粒剂或散剂等，每个单剂标示量小于 25mg 或主药含量小于每一个单剂重量 25% 者；药物间或药物与辅料间采用混粉工艺制成的注射用无菌粉末；内充非均相溶液的软胶囊；单剂量包装的口服混悬液、透皮贴和栓剂等品种项下规定含量均匀度应符合要求的制剂，均应检查

含量均匀度。

【A型题】2. 关于药物制剂规格的说法，错误的是（ ）

A. 阿司匹林规格为0.1g，是指平均片重为0.1g

B. 药物制剂的规格是指每一单位制剂中含有主药的重量或效价或含量或%装量

C. 葡萄糖酸钙口服溶液规格为10%，是指每100mL口服溶液中含葡萄糖酸钙10g

D. 注射用胰蛋白酶规格为5万单位，是指每支注射剂中含胰蛋白酶5万单位

E. 硫酸庆大霉素注射液规格为1mL:20mg（2万单位），是指每支注射液的装量为1mL、含庆大霉素20mg（2万单位）

【考点提示】A。制剂的规格，系指每一支、片或其他每一个单位制剂中含有主药的重量（或效价）或含量（%）或装量。例如，阿司匹林片"规格0.1g"系指每片中含阿司匹林0.1g；硫酸庆大霉素片"规格20mg（2万单位）"系指每片中含庆大霉素20mg或2万单位；注射用糜蛋白酶"规格800单位"系指每支注射剂含糜蛋白酶800单位；硫酸庆大霉素注射液"规格1mL:20mg（2万单位）"系指每支注射液的装量为1mL，其中含庆大霉素20mg或2万单位。

【B型题】（3~4题共用备选答案）

A. 乙基纤维素 B. 交联聚维酮
C. 连花清瘟胶囊 D. 阿司匹林片
E. 冻干人用狂犬病疫苗

3. 收载于《中国药典》二部的品种是（   ）
4. 收载于《中国药典》三部的品种是（   ）

【考点提示】 D、E。《中国药典》一部分三类收载中药，包括药材和饮片；植物油脂和提取物；成方制剂和单味制剂。二部分两部分收载化学药品：第一部分收载化学药品、抗生素、生化药品及各类药物制剂（列于原料药之后）；第二部分收载放射性药物制剂。三部收载生物制品，包括预防类、治疗类、体内诊断类和体外诊断类品种，同时还收载有生物制品通则、总论和通则。四部收载通则和药用辅料。

【B型题】（5~6题共用备选答案）

A. 企业药品标准 B. 进口药品注册标准
C. 国际药典 D. 国家药品标准
E. 药品注册标准

5. 市场流通国产药品监督管理的首要依据是（   ）
6. 药品出厂放行的标准依据是（   ）

【考点提示】 D、A。药品生产企业应当建立药品出厂放行规程。出厂放行规程亦称为"企业药品标准"或

"企业内控标准"，仅在本企业的药品生产质量管理中发挥作用，属于非法定标准。国家药品标准是我国法定的药品标准，具有法律效力。

【X型题】7. 关于标准物质的说法，正确的有（   ）

A. 标准品是指采用理化方法鉴别、检查或含量测定时所用的标准物质

B. 标准物质是指用于校准设备、评价测量方法、给供试药品赋值或鉴别药品的物质

C. 标准品与对照品的特性量值均按纯度（%）计

D. 我国国家药品标准物质有标准品、对照品、对照药材、对照提取物和参考品共五类

E. 标准物质具有确定的特性量值

【考点提示】BDE。标准品系指用于生物检定或效价测定的标准物质。其特性量值按效价单位（U）或重量单位（μg）计。

第三节 药品质量保证

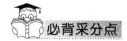

1. 药品的全面质量研究是制定药品标准的基础，在

药品标准列出的16项内容中,涉及质量研究的工作主要分三部分:**结构确证、分析方法建立与验证、稳定性考察**。

2. 结构确证工作分为**一般项目、手性药物、药物晶型、结晶溶剂**等。

3. 手性药物还应采用其他有效方法进一步研究单一对映体的绝对构型,**单晶X射线衍射法**为直接方法,可提供最直接的信息。

4. 药物常常存在多晶型现象,并可能因晶型不同而具有不同的溶解度、稳定性、生物利用度和/或生物活性,特别是**水溶性差的口服固体药物**。

5. 结晶溶剂可通过**热分析法**研究,结合干燥失重、水分或单晶X射线衍射法等方法的测定结果,可以评价是否存在结晶水/溶剂。

6. 药品的药用晶型应选择**优势晶型**,并保持制剂中晶型状态为优势晶型,以保证药品的有效性、安全性与质量可控。

7. **药物的引湿性**是指在一定温度及湿度条件下该物质吸收水分能力或程度的特性。

8. 引湿性特征描述与引湿性增重的界定如下:①潮解:吸收足量水分形成液体;②**极具引湿性**:引湿增重不小于15%;③有引湿性:引湿增重小于15%但不小

于 2%；④略有引湿性：引湿增重小于 2% 但不小于 0.2%；⑤无或几乎无引湿性：引湿增重小于 0.2%。

9. 任何影响药品纯度的物质均称为**杂质**。

10. 药品质量标准中的杂质系指在按照经国家有关药品监督管理部门依法审查批准的规定工艺和规定原辅料生产的药品中，由其生产工艺或原辅料带入的杂质，或在贮存过程中产生的杂质。药品质量标准中的杂质不包括**变更生产工艺或变更原辅料**而产生的新杂质，也不包括掺入或污染的外来物质。

11. 按杂质化学类别和特性分类，可分为**有机杂质**、无机杂质、有机挥发性杂质。按来源分类，可分为一般杂质和特殊杂质。按毒性分类，可分为毒性杂质和信号杂质。

12. 新原料药和新制剂中的杂质，应按国家有关新药申报要求进行研究，也可参考 ICH 的文件 Q3A（新原料药中的杂质）和 Q3B（新制剂中的杂质）进行研究，并对杂质和降解产物进行安全性评价。新药研制部门对在合成、纯化和贮存中实际存在的杂质和潜在的杂质，应采用有效的分离分析方法进行检测。对于表观含量在**0.1%及以上**的杂质，以及表观含量在 0.1% 以下的**具强烈生物作用**的杂质或**毒性杂质**，予以定性或确证其结构。

13. 对在稳定性试验中出现的**降解产物**，也应按要求进行研究。

14. 在单一对映体药物中，可能共存的其他对映体应作为杂质检查，并设**比旋度**项目；对消旋体药物的质量标准，必要时可以设旋光度检查项目。

15. 注射剂安全性检查包括异常毒性、**细菌内毒素（或热原）**、降压物质（包括组胺类物质）、过敏反应、溶血与凝聚等项。

16. 根据处方、工艺、用法及用量等设定相应的检查项目并进行适用性研究。其中，**细菌内毒素检查与热原检查项目间、降压物质检查与组胺类物质检查项目间**，可以根据适用性研究结果相互替代，选择两者之一作为检查项目。

17. 静脉用注射剂，均应设细菌内毒素（或热原）检查项。其中，化学药品注射剂一般首选细菌内毒素检查项；中药注射剂一般首选热原检查项，若该药本身对家兔的药理作用或毒性反应影响热原检测结果，可选择**细菌内毒素**检查项。

18. 临床用药剂量较大，生产工艺易污染细菌内毒素的**肌内注射用注射剂**，应考虑设细菌内毒素检查项。

19. 椎管内、腹腔、眼内等特殊途径的注射剂，其安全性检查项目一般应符合静脉用注射剂的要求，必要时应增加其他安全性检查项目，如**刺激性检查、细胞毒**

性检查。

20. 原料和生产工艺特殊的注射剂必要时应增加特殊的安全性检查项目，如**病毒检查、细胞毒性检查**等。

21. 细菌内毒素或热原检查系利用鲎试剂（或家兔）测定供试品所含的**细菌内毒素（或热原）**的限量是否符合规定。

22. 稳定性试验的目的是考察原料药物或药物制剂在**温度、湿度、光线**的影响下随时间变化的规律，为药品的生产、包装、贮存、运输条件提供科学依据，同时通过试验建立药品的有效期。

23. 稳定性试验包括**影响因素试验、加速试验与长期试验**。

24. 影响因素试验包括**高温试验**（温度高于加速试验10℃以上，如60℃±2℃）、**高湿试验**（相对湿度90%±5%）与**强光照射试验**（照度为4500Lx±500Lx，可选用相似于D65/ID65发射标准的光源或同时暴露于冷白荧光灯和近紫外光灯下）。

25. 加速试验条件：温度40℃±2℃、相对湿度75%±5%的条件下放置**6个月**。检测包括初始和末次的3个时间点（如0、3、6个月）。

26. 对温度特别敏感的药物制剂，预计只能在冰箱（2~8℃）内保存使用，此类药物制剂的加速试验，可在温度 25℃±2℃、相对湿度 60%±5% 的条件下进行，时间为 **6 个月**。

27. 仿制药质量一致性评价包括**安全性与有效性**评价。

28. 药物在人体内的吸收过程取决于药物从制剂中的**溶出或释放**，以及在生理条件下的**溶解与渗透**。

29. 仿制药人体生物等效性试验以药物在人体内的**药动学参数**作为终点评价指标。

30. 生物等效性研究方法按照研究方法评价效力，其优先顺序为**药代动力学研究**、药效动力学研究、临床研究和体外研究。

31. 对于大多数药物而言，**生物等效性研究**着重考察药物自制剂释放进入体循环的过程，通常将受试制剂在机体内的暴露情况与参比制剂进行比较。

32. 在药代动力学研究方法不适用的情况下，可采用经过验证的**药效动力学研究方法**进行生物等效性研究。

33. 仿制药人体生物等效性试验需要考虑的特殊问题包括检测物质的选择和长半衰期药物的评价及**内源性化合物的干扰**等。

34. 国家药品监督管理局于 2019 年 8 月发布了"**药品质量抽查检验管理办法**"（以下简称办法），办法规定：药品质量抽查检验是对上市后药品监管的技术手段，适用于在中华人民共和国境内依批准生产、经营、使用药品的质量监管。

35. 根据监管目的一般可分为**监督抽检**和**评价抽检**。

36. 药品检验工作的基本程序有**抽样、检验和出具检验报告**等环节。

37. 在药品质量抽查检验工作中，**抽样**是检验工作的开始。

38. 除另有规定外，对每1批样品，鉴别或限度试验**通常取1份供试品**进行试验；含量测定取2份供试品进行平行试验，但当采用的测定法精密度较差时，则应适当增加平行测定的次数。

39. 检验后出具的**检验报告书**应记载的内容有：①品名、规格、批号、数量、包装、有效期、生产单位、检验依据；②取样/收检日期、报告日期；③检验项目、标准规定、检验结果；④检验结论。

40. 生物样品包括人或实验动物的各种体液和脏器组织，如**血液、尿液、胆汁、心脏、肝脏、肾脏、胃肠、脑、子宫、骨骼肌**等。

41. 最为常用的生物样本是血液，即**血样**。

42. **尿液**常用于药物代谢物研究或难以使用血样测定的药动学研究。

43. **实验动物的脏器**组织则多用于临床前的药物组织分布与药物代谢机制研究。

44. 血样包括**全血、血浆和血清**，它们是最为常用的体内样品。

45. **血浆药物浓度**可作为体内药物浓度的可靠指标。

46. 尿液药物浓度测定的目的通常与血液样品的不同，主要用于**药物尿液累积排泄量**、尿清除率或生物利用度的研究，以及药物代谢物及其代谢途径、类型和速率等的研究。

47. 生物样品中的药物分析常用的方法有**免疫分析法和色谱分析法**。

48. 免疫分析法具有很高的选择性和很低的检出限，可应用于各种**抗原、半抗原或抗体**的测定。

49. **放射免疫法**的灵敏度最高，是在生物样品中加入理化性质、免疫学特性与分析物相同的经放射性同位素标记的分析物。

50. 色谱分析法包括**气相色谱法、高效液相色谱法和色谱-质谱联用**等，这些方法适用于复杂生物样品中微量或痕量药物的专属、准确定量。

历年考题

【A型题】1. 高效液相色谱法用于药物鉴别的依据

是( )

A. 色谱柱理论板数 B. 色谱峰峰高
C. 色谱峰保留时间 D. 色谱峰分离度
E. 色谱峰面积重复性

【考点提示】C。用于鉴别的色谱法主要是高效液相色谱法（HPLC），以含量测定项下记录的色谱图中待测成分色谱峰的保留时间（t_R）作为鉴别依据。

【A型题】2. 仿制药一致性评价中，在相同试验条件下，仿制药品与参比药品生物等效是指( )

A. 两种药品在吸收速度上无显著性差异
B. 两种药品在消除时间上无显著性差异
C. 两种药品在动物体内表现相同治疗效果
D. 两种药品吸收速度与程度无显著性差异
E. 两种药品在体内分布、消除的速度与程度一致

【考点提示】D。仿制药质量一致性评价包括安全性与有效性评价，其中安全性的评价指标主要为药物的杂质谱，有效性的评价指标是人体生物等效性，即生物利用度的一致性评价。实现药物制剂人体生物利用度一致性的关键是药物在人体内的吸收过程。

【A型题】3. 关于药物制剂稳定性试验的说法，错误的是( )

A. 为药品生产、包装、贮存、运输条件提供科

学依据

B. 通过试验建立药品的有效期

C. 影响因素试验包括高温试验、高湿试验和强光照射试验

D. 加速试验是在温度60℃±2℃和相对湿度75%±5%的条件下进行的

E. 长期试验是在接近药品的实际贮存条件下进行的

【考点提示】D。加速试验是在加速条件下进行，其目的是通过加速药物制剂的化学或物理变化，探讨药物制剂的稳定性，为处方设计、工艺改进、质量研究、包装改进、运输贮存提供必要的资料。实验条件：温度40℃±2℃，相对湿度75%±5%的条件下放置6个月。检测包括初始和末次的3个时间点（如0、3、6个月）。

【B型题】（4~6题共用备选答案）

A. 吗啡　　　　　　　B. 林可霉素B

C. 哌啶苯丙酮　　　　D. 对氨基酚

E. 对氯酚

4. 盐酸苯海索中检查的特殊杂质是（　　）

5. 氯贝丁酯中检查的特殊杂质是（　　）

6. 磷酸可待因中检查的特殊杂质是（　　）

【考点提示】C、E、A。特殊杂质是指特定药品在

其生产和贮藏过程中引入的杂质,通常包括药物的合成起始物料及其杂质、中间体、副产物、降解产物等。通俗讲,特殊杂质与主药应该具有相当的相似度。苯海索中的"苯",氯贝丁酯中的"氯",可待因降解成"吗啡"导致成瘾性,是解题的关键。

第二章　药物的结构与作用

第一节　药物结构与作用方式对药物活性的影响

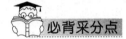

1. 化学合成药物中的有机药物、天然药物及其半合成药物都是有机化合物，这些药物都是由一个核心的主要骨架结构和与之相连接的**基团或片段**组成。

2. 骨架结构（又称母核）主要起到**连接作用**，将各种基团或结构片段组合在一起形成一个药物结构；在母核上各种基团或结构片段（又称为药效团）起到与药物作用靶标相互识别和结合的作用。

3. 药物的骨架结构主要由一些含有**碳氢原子**的脂肪烃环、芳烃环，或含有氮、氧、硫等杂原子的杂环构成。

4. 羟甲戊二酰辅酶 A 还原酶抑制剂类降血脂药物，洛伐他汀和辛伐他汀的母核均是**六氢萘**。

药物的结构与作用

5. 氟伐他汀的母核是**吲哚环**。

6. 阿托伐他汀的母核是**吡咯环**。

7. 瑞舒伐他汀的母核是**嘧啶环**。

8. 根据药物在体内的作用方式,药物可分为**结构特异性药物**和**结构非特异性药物**。

9. 结构特异性药物需要通过药物分子特定的化学结构与靶标的相互作用后才能产生活性,药物的化学结构发生变化,就会直接影响该药物的药效学性质。这种药物的化学结构与生物活性(药理活性)之间的关系,称为**构效关系**。

10. 药物在与作用靶标相互作用时,一般是通过键合的形式进行结合,这种键合形式有**共价键**和**非共价键**两大类。

11. 以共价键结合的药物,是一种**不可逆**的结合形式,和发生的有机合成反应相类似。

12. 药物与靶标产生共价键键合的药物主要有**烷化剂类抗肿瘤药物**、β-内酰胺类抗生素药物、拉唑类抗溃疡药物等。

13. 非共价键的键合是**可逆**的结合形式,其键合的形式有范德华力、氢键、疏水键、静电引力、电荷转移复合物、偶极相互作用力等。

14. 离子键又称为**盐键**,通常是药物的带正电荷的正离子与受体带负电荷的负离子之间通过静电吸引力而产生的电性作用,形成离子键。

15. **氢键**是有机化学中最常见的一种非共价作用形式,也是药物和生物大分子作用的最基本化学键合形式(氢键键能 10~40kJ/mol)。

16. 在药物和受体分子中,当碳原子和其他电负性较大的原子,如 N、O、S、卤素等成键时,由于电负性较大原子的诱导作用使得电荷分布不均匀,导致电子的不对称分布,产生**电偶极**。

17. 电荷转移复合物发生在缺电子的电子接受体和富电子的电子供给体之间,当这两种分子相结合时,电子将在电子供给体和电子接受体之间转移,形成**电荷转移复合物**。

18. 多数药物分子中的烷基、苯基等非极性基团均易与作用靶点形成**疏水键**。

19. **范德华力**是所有键合作用中最弱的一种,但非常普遍。

20. **范德华力**随着分子间的距离缩短而加强。

21. **金属离子络合物**是由金属离子与具有供电子基的配位体结合而成。

22. 金属螯合物目前在抗肿瘤药物中非常重要,常见的有**铂金属络合物**。

药物的结构与作用 **第二章**

历年考题

【B型题】(1~2题共用备选答案)

A. 共价键键合

B. 范德华力键合

C. 偶极-偶极相互作用键合

D. 疏水性相互作用键合

E. 氢键键合

1. 药物与作用靶标之间的一种不可逆的结合形式,作用强而持久,很难断裂,这种键合类型是(　　)

2. 由于羰基的氧原子和碳原子之间因电负性差异,导致电子在氧和碳原子之间的不对称分布,再与另一个极性羰基之间产生静电相互作用,这种键合类型是(　　)

【考点提示】A、C。*不可逆可以选出是共价键键合。离子-偶极、偶极-偶极相互作用的例子通常见于羰基类化合物,如酰胺、酯、酰卤、酮等。*

第二节　药物结构与性质对药物活性的影响

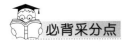

1. 药物的理化性质主要有药物的溶解度、**分配系数**

和解离度。

2. 药物具有<u>水溶解性</u>是药物可以口服的前提，也是药物穿透细胞膜和在体内转运的必要条件。

3. 在药学研究中，评价药物亲水性或亲脂性大小的标准是药物的脂水分配系教，用 $\underline{P}$ 来表示，其定义为：药物在生物非水相中物质的量浓度与在水相中物质的量浓度之比。

4. 由于生物非水相中药物的浓度难以测定，通常使用<u>正辛醇</u>中药物的浓度来代替。

5. $\underline{C_o}$ 表示药物在生物非水相或正辛醇中的浓度；$\underline{C_w}$ 表示药物在水中的浓度。

6. 一般情况下，当药物的脂溶性较低时，随着脂溶性增大，药物的吸收性提高，当达到最大脂溶性后，再增大脂溶性，则药物的吸收性降低，吸收性和脂溶性呈近似于<u>抛物线</u>的变化规律。

7. 药物的吸收、分布、排泄过程是在水相和脂相间经多次分配实现的，因此要求药物既具有<u>脂溶性</u>又有水溶性。

8. 生物药剂学分类系统根据药物溶解性和过膜性的不同组合将药物分为<u>四类</u>。

9. 第Ⅰ类是高溶解度、高渗透性的两亲性分子药物，其体内吸收取决于<u>溶出度</u>，如普萘洛尔、马来酸依那普利、盐酸地尔硫草等。

10. 第Ⅱ类是低溶解度、高渗透性的亲脂性分子药物，其体内吸收量取决于**溶解度**，如双氯芬酸、卡马西平、吡罗昔康等。

11. 第Ⅲ类是高溶解度、低渗透性的水溶性分子药物，其体内吸收率取决于药物**渗透率**，如雷尼替丁、纳多洛尔、阿替洛尔等。

12. 第Ⅳ类是低溶解度、低渗透性的疏水性分子药物，其体内吸收**比较困难**，如特非那定、酮洛芬、呋塞米等。

13. 由于体内不同部位 pH 不同，会影响药物的解离程度，使解离形式和非解离形式药物的比例发生变化，这种比例的变化与**药物的解离常数（pK_a）和体液介质的 pH** 有关。

14. 根据药物的**解离常数（pK_a）**可以决定药物在胃和肠道中的吸收情况，同时还可以计算出药物在胃液和肠液中离子型和分子型的比率。

15. 弱酸性药物如水杨酸和巴比妥类药物在酸性的胃液中几乎不解离，呈分子型，易在**胃中**吸收。

16. 药物分子中引入**烃基**，可提高化合物的脂溶性、增加脂水分配系数（logP）。

17. 体积较大的**烷基**还会增加立体位阻，从而增加稳定性。

18. **卤素**有较强的电负性，会产生电性诱导效应，其疏水性及体积均随原子序数的增大而增大（氟原子例外）。

19. 在药物分子中引入卤素，能影响药物分子的**电荷分布**，从而增强与受体的电性结合作用。

20. 在苯环上引入卤素原子能增加**脂溶性**，每增加一个卤素原子，脂水分配系数可增加4~20倍。

21. 药物分子中的**羟基**一方面增加药物分子的水溶性，另一方面可能会与受体发生氢键结合，增强与受体的结合力，改变生物活性。

22. **巯基**形成氢键的能力比羟基低，引入巯基时，脂溶性比相应的醇高，更易于吸收。

23. 醚类化合物含有烷氧基键，其结构中的**氧原子**有孤对电子，能吸引质子，具有亲水性；烷烃基具有亲脂性，使醚类化合物在脂-水交界处定向排布，易于通过生物膜，有利于药物的转运。

24. 硫的极性大于碳而小于氧，故硫醚呈**弱吸电性**。

25. 硫醚易被氧化成**亚砜或砜**，砜为对称结构，分子极性减小而脂溶性增大；亚砜为较稳定的棱锥形结构，硫氧键使其极性增大，水溶性亦增大。

26. **磺酸基**的引入，使化合物的水溶性和解离度增加，不易通过生物膜，导致生物活性减弱，毒性降低。

27. 仅有磺酸基的化合物一般**无生物活性**。

28. 羧酸水溶性及解离度均比**磺酸小**，羧酸成盐可增加水溶性。

29. 羧酸和磺酸在生理 pH 条件下会发生高度的离子化，原则上强酸和高度离子化的酸不能通过生物膜，只有**非离子化**的分子才能通过生物膜。

30. 对一些**易透过血－脑屏障**，会产生中枢副作用的药物，通过增加羧酸基团来减少药物的副作用。

31. 羧酸成酯后可**增大脂溶性**，易被吸收。

32. 羧酸成酯的**生物活性**与羧酸有很大区别。

33. 酯类化合物进入体内后，易在体内酶的作用下发生**水解反应**生成羧酸，有时利用这一性质将羧酸制成酯的前药，可降低药物的酸性，减少对胃肠道的刺激性。

34. 常见的含氮原子的**碱性基团**有胺类、脒类、胍类和几乎所有含氮原子的杂环类。

35. 伯胺既是氢键的供体又是氢键的接受体，活性较高，仲胺次之，叔胺只是氢键的接受体，**活性最低**。

36. 季铵易电离成稳定的铵离子，作用较强，但水溶性大，**不易通过生物膜和血－脑屏障**，以致口服吸收不好，也无中枢作用。

37. 芳香胺由于在体内代谢时易产生强**亲电性亚胺－醌**，表现出潜在的毒副作用，临床应用时需加小心。

38. **酰胺**类药物易与生物大分子形成氢键，增强与受体的结合能力。

39. **药物分子**的作用靶标是以蛋白质为主要成分的生物大分子。

40. 药物所作用的**受体、酶、离子通道**等生物大分子都是蛋白质,有一定的三维空间结构,在药物和受体相互作用时,两者之间原子或基团的空间互补程度对药物的吸收、分布、排泄均有立体选择性。

41. 药物与受体结合时,彼此间立体结构的匹配度越好,三维结构契合度越高,所产生的**生物活性**越强。

42. 近年来,人们将含有手性中心的药物称为**手性药物**,以手性药物的合成、分离、药效、毒理及体内代谢内容为主的研究已成为药物研究的一个重要组成部分。

43. 多数**Ⅰ类抗心律失常药**的两对映体具有类似的电生理活性。

44. **几何异构**是由双键或环的刚性或半刚性系统导致分子内旋转受到限制而产生的。

45. 由于几何异构体的产生,导致药物结构中的某些官能团在空间排列上的差异,不仅影响药物的**理化性质**,而且也改变药物的**生理活性**。

46. **构象**是由分子中单键的旋转而造成的分子内各原子不同的空间排列状态,这种构象异构体的产生并没有破坏化学键,而仅产生分子形状的变化。

药物的结构与作用 第二章

47. 药物分子构象的变化与生物活性间有着极其重要的关系,这是由于药物与受体间相互作用时,要求其结构和构象产生互补性,这种互补的药物构象称为<u>药效构象</u>。

历年考题

【A 型题】1. 关于分子结构中引入羟基的说法,错误的是(　　)

　　A. 可以增加药物分子的水溶性

　　B. 可以增加药物分子的解离度

　　C. 可以与受体发生氢键结合,增强与受体的结合能力

　　D. 可以增加药物分子的亲脂性

　　E. 在脂肪链上引入羟基,可以减弱药物分子的毒性

【考点提示】D。药物分子中的羟基一方面增加药物的水溶性,另一方面可能会与受体发生氢键结合,增强与受体的结合力,改变生物活性。

【X 型题】2. 在体内发生代谢,生成"亚胺-醌"物质,引发毒性作用的药物是(　　)

　　A. 双氯芬酸　　　　　　B. 奈法唑酮

　　C. 普拉洛尔　　　　　　D. 苯噁洛芬

　　E. 对乙酰氨基酚

【考点提示】ABCE。非甾体抗炎药双氯芬酸的结构中含有二苯胺片段，在A环胺基的对位由于没有取代基，故可被CYP3A4或MPO催化代谢氧化，得到4-羟基双氯芬酸，并进一步发生双电子氧化生成强亲电性亚胺-醌，后者可与体内蛋白或谷胱甘肽发生亲核取代，生成与蛋白的加成产物，从而引发肝脏毒性。非三环类抗抑郁药奈法唑酮结构中含有苯基哌嗪片段，因分子中缺乏其他可被代谢的位点，仍可生成4-位羟化代谢物，后者可氧化为具有亲电性的亚胺-醌以及N-去芳基化生成氯代对醌，从而产生肝毒性反应。该药已因此不良反应于2003年撤市。β受体阻断药普拉洛尔在体内的代谢活化首先进行O-去烷基化生成化合物（对乙酰氨基酚），继之氧化生成亚胺-醌式结构化合物，该代谢活化产物可与蛋白发生不可逆结合生成产物，后者可导致临床上发生特质性硬化性腹膜炎，普拉洛尔由此而被撤出市场。

第三节 药物结构与药物代谢

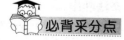

1. 药物代谢是通过生物转化将药物（通常是非极性

分子）转变成**极性分子**，再通过人体的正常系统排泄至体外的过程。

2. 第Ⅰ相生物转化，也称为**药物的官能团化反应**，是体内的酶对药物分子进行的氧化、还原、水解、羟基化等反应，在药物分子中引入或使药物分子暴露出极性基团，如羟基、羧基、巯基、氨基等。

3. 第Ⅱ相生物结合，是将第Ⅰ相中药物产生的极性**基团**与**体内的内源性成分**，如葡萄糖醛酸、硫酸、甘氨酸或谷胱甘肽，经共价键结合，生成极性大、易溶于水和易排出体外的结合物。

4. 参与药物体内官能团转化反应的酶类主要是**氧化-还原酶、还原酶和水解酶**。

5. 氧化-还原酶是体内一类最主要的**代谢酶**，能催化两分子间发生氧化还原作用，通常在辅酶的参与下进行。

6. 辅酶作为氢受体时对底物（药物）进行的是**氧化反应**，辅酶作为氢供体时对底物（药物）进行的是**加氢反应**。

7. **还原酶**是指催化底物进行加氢反应的酶。

8. 含有羰基、硝基、偶氮基、叠氮及亚砜等结构的药物，可经**氧化-还原酶**催化发生还原反应，生成相应的羟基、氨基等易进行结合代谢的基团，进一步经过Ⅱ

相结合反应而排出体外。

9. 水解酶主要参与酯类和酰胺类药物的代谢，水解酶大多存在于**血浆、肝、肾和肠**中，因此大部分酯类和酰胺类药物在这些部位发生水解。

10. **酯水解酶**包括酯酶、胆碱酯酶及许多**丝氨酸内肽酯酶**等。

11. 含芳环的药物主要发生氧化代谢，是在体内肝脏 CYP 450 酶系催化下，首先将**芳香化合物氧化成环氧化合物**，然后在质子的催化下发生重排生成酚，或被环氧化物水解酶水解生成二羟基化合物，生成的环氧化合物还会在谷胱甘肽 S – 转移酶的作用下和谷胱甘肽生成硫醚，促进代谢产物的排泄。

12. 环氧化物若和体内生物大分子如 DNA 或 RNA 中的亲核基团反应，生成共价键的结合物，而使生物大分子失去活性，则**产生毒性**。

13. 由于烯烃化合物比芳香烃的 π 键活性大，因此烯烃化合物也会被代谢生成**环氧化合物**。

14. 长碳链的烷烃常在碳链末端甲基上氧化生成羟基，羟基化合物可被脱氢酶进一步氧化生成羧基，称为 **ω－氧化**。

15. 氧化还会发生在碳链末端倒数第二位碳上，称 **ω－1 氧化**。

16. 烷烃化合物除了 ω-氧化和 ω-1 氧化外，还会在有支链的碳原子上发生氧化，主要生成**羟基化合物**。

17. 在体内一部分卤代烃和谷胱甘肽形成硫醚氨酸结合物代谢排出体外，其余的在体内经氧化脱卤素反应**和还原脱卤素反应**进行代谢。

18. **氧化脱卤素反应**是许多卤代烃的常见代谢途径。

19. 胺类药物的氧化代谢主要发生在两个部位，一是在和氮原子相连接的碳原子上，发生 N-脱烷基化和脱氨反应；另一个是发生 N-**氧化反应**。

20. 含氧药物主要有醚类药物、**醇类药物**、酮类药物和羧酸类药物。

21. 醚类药物在肝脏微粒体混合功能酶的催化下，进行**氧化 O-脱烷基化反应**，生成醇或酚，以及羰基化合物。

22. 药物分子中醚的基团大部分是**芳香醚**，如可待因、维拉帕米、多巴胺、非那西汀等。

23. 含醇羟基的药物在体内醇脱氢酶的催化下，脱氢氧化得到相应的**羰基化合物**。

24. 催化伯醇氧化生成醛的醇脱氢酶是**双功能酶**，既能催化伯醇氧化生成醛，也会催化醛还原生成醇。

25. **伯醇和伯胺**经代谢后生成醛是醇类和羧酸类药

物产生毒性的根源。

26. 酮类药物在酶的催化下经代谢生成相应的仲醇。由于药物结构中的酮绝大多数是不对称酮，还原后得到的醇的结构中往往会引入新的手性碳原子，而产生光学异构体，体内酶的催化反应通常具有**立体选择性**。

27. 含硫原子的药物相对来讲比含氮、氧原子的药物少，主要有硫醚、**含硫羰基化合物**、亚砜和砜类。

28. 含硫的药物中硫醚类药物主要经历 S - **脱烷基**和 S - 氧化。

29. 亚砜类药物可经过氧化成砜或还原成**硫醚**。

30. 芳香或脂肪族的硫醚通常在酶的作用下，经氧化 S - 脱烷基生成**硫醚和羰基化合物**。

31. 阿苯哒唑经 S - 氧化代谢生成**亚砜化合物**，产生驱虫作用。

32. 含碳-硫双键（C=S）和磷-硫双键（P=S）的药物经氧化代谢后生成**碳-氧双键（C=O）和磷-氧双键（P=O）**。

33. 非甾体抗炎药舒林酸属**前体药物**，体外无效，进入体内后经还原代谢生成硫醚类活性代谢物发挥作用，减少了对胃肠道刺激的副作用。舒林酸的另一条代谢途径是氧化生成砜类无活性的代谢物。

34. 芳香族硝基在代谢还原过程中可被 CYP450 酶

系消化道细菌硝基还原酶等酶催化，还原生成**芳香胺基**。

35. 氯霉素中的对硝基苯基经生物转化还原生成**对氨基苯化合物**。

36. 谷胱甘肽和酰卤的反应是**体内解毒的反应**。

37. **与氨基酸的结合反应**是体内许多羧酸类药物和代谢物的主要结合反应。

38. 参加反应的氨基酸主要是生物体内内源性的氨基酸或是从食物中可以得到的氨基酸，其中以**甘氨酸**的结合反应最为常见。

39. 在与氨基酸结合反应中，主要是取代的**苯甲酸**参加反应。

40. 谷胱甘肽的结合反应大致上有亲核取代反应（S_N2）、**芳香环亲核取代反应**、酰化反应、Michael 加成反应及还原反应。

历年考题

【A 型题】1. 属于药物代谢第Ⅱ相反应的是（　　）
A. 氧化　　　　　　B. 羟基化
C. 水解　　　　　　D. 还原
E. 乙酰化

【考点提示】E。药物结构与第Ⅱ相生物转化的规律中乙酰化反应是含伯氨基（包括脂肪胺和芳香胺）、氨基酸、磺酰胺、肼和酰肼等基团药物或代谢物的一条重要代谢途径，乙酰化反应是将体内亲水性的氨基结合形成水溶性小的酰胺。乙酰化反应一般是体内外来物的去活化反应。乙酰化反应是在酰基转移酶的催化下进行的，以乙酰辅酶 A 作为辅酶，进行乙酰基的转移。

【A 型题】2. 不属于葡萄糖醛酸结合反应的类型是（　　）

　　A. O - 葡萄糖醛苷化

　　B. C - 葡萄糖醛苷化

　　C. N - 葡萄糖醛苷化

　　D. S - 葡萄糖醛苷化

　　E. P - 葡萄糖醛苷化

【考点提示】E。葡萄糖醛酸的结合反应共有四种类型：O -、N -、S - 和 C - 的葡萄糖醛苷化。

【X 型题】3. 属于第Ⅱ相生物转化的反应有（　　）

　　A. 对乙酰氨基酚和葡萄糖醛酸的结合反应

　　B. 沙丁胺醇和硫酸的结合

　　C. 白消安和谷胱甘肽的结合反应

　　D. 对氨基水杨酸的乙酰化结合反应

　　E. 肾上腺素的甲基化结合反应

【考点提示】ABCDE。属于第Ⅱ相生物转化反应的

药物的结构与作用 **第二章**

有与葡萄糖醛酸的结合反应、与硫酸的结合、与氨基酸的结合反应、与谷胱甘肽的结合反应、乙酰化结合反应、甲基化结合反应。

第四节 药物结构与毒副作用

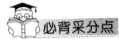

1. 药物的不良反应和安全性问题源于两个方面，一是**由于药物与非靶标结合引发的副作用**；二是**由于药物在体内发生代谢作用，生成有反应活性的物质，引发毒性作用**。

2. 药物与非靶标结合也分为两种情况：一种是药物本身结构中含有**毒性基团**，对机体缺少选择性，产生毒性作用；另一种则是药物作用在非结合靶标（通常讲的脱靶效应），产生非治疗作用的**药源性副作用**。

3. 含有毒性基团的药物主要是一些抗肿瘤的化学治疗药物，特别是**抗肿瘤的烷化剂**，如氮芥类药物、磺酸酯类药物、含有氮丙啶结构的药物、含有醌类结构的药物等。

4. 现有的药物通常采取的是"**一个靶标、一种疾病、一个药物**"研发策略，针对一个特定的靶标发现和创制具有较强活性和较好选择性的小分子化合物。

5. 最典型的药物与非治疗部位靶标结合产生副作用的例子是经典的抗精神病药物产生的**锥体外系副作用**，如氯丙嗪、氯普噻吨、氟哌啶醇、奋乃静、洛沙平等，这些药物属于多巴胺受体阻断药。

6. 在脑内多巴胺的作用有四条通路，其中**中脑-边缘通路和中脑-皮质通路**与精神、情绪、情感等行为活动有关。

7. 另一个药物与非治疗部位靶标结合产生副作用的例子是选择性 COX-2 抑制剂的非甾体抗炎药物罗非昔布、伐地昔布等产生**心血管不良反应**。

8. 在体内环氧合酶（COX）存在两种同工酶——**COX-1 和 COX-2**。

9. 药物与非治疗靶标结合是指药物在体内**一药多靶**的现象。

10. 不少情况是"一药多靶"药物与非治疗靶标结合，产生治疗作用以外的生物活性，即**毒副作用**。

11. 药物与体内代谢过程引发的毒副作用包括药物对**细胞色素 P450** 的作用引发的毒副作用和药物代谢产物产生毒副作用。

12. 细胞色素 P450（CYP）是一组结构和功能相关的超家族基因编码的**同工酶**。

药物的结构与作用 第二章

13. **CYP抑制药**大致可分为三种类型,即可逆性抑制药、不可逆性抑制药和类不可逆性抑制药。

14. 药物对CYP450的抑制作用会导致体内CYP450的活性降低,对其他同时使用的药物的代谢降低和减少,放大同服药物的生物活性,产生严重的**药物相互作用**,增加药物的毒副作用。

15. 大多情况下,CYP450对药物的代谢会产生**亲电性**的活性代谢物,这些活性代谢物可与CYP450形成共价键的相互作用,也可与体内的富电子的物体,如谷胱甘肽发生共价结合,产生毒性。

16. 当CYP450**活性诱导增加**后,产生的亲电性的活性代谢物会增加较多,引起的毒性就会增加。

17. 药物在体内发生代谢作用,生成有反应活性的物质,引发毒性作用,这类毒性被称作**特质性药物毒性(IDT)**。

18. IDT不同于药物的副作用,特点在于:①并非与药理作用同时发生,一般呈滞后效应;②剂量-效应关系不明显;③**产生的后果通常比副作用严重**。

19. 机体清除药物的重要途径是通过酶催化的生物转化,使**药物极性提高**,成为水溶性的代谢产物,以利于排出体外。

药学专业知识（一）

历年考题

【A型题】属于CYP450酶系最主要的代谢亚型酶，大约有50%以上的药物是其底物，该亚型酶是（　　）

A. CYP1A2　　　　　B. CYP3A4
C. CYP2A6　　　　　D. CYP2D6
E. CYP2E1

【考点提示】B。参与药物代谢的细胞色素P450亚型主要有7种：CYP1A2（占总P450代谢药物的4%）、CYP2A6（2%）、CYP2C9（10%）、CYP2C19（2%）、CYP2D6（30%）、CYP2E1（2%）、CYP3A4（50%）。

第三章　常用药物的结构与作用

第一节　中枢神经系统疾病用药

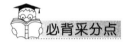

1. 镇静催眠药是一类对中枢神经系统有普遍<u>抑制作用</u>，能引起安静和近似生理性睡眠状态的药物。

2. 镇静催眠类药物在小剂量时可<u>缓和激动</u>，消除躁动，恢复安静情绪，起到镇静作用；中等剂量时对 CNS 抑制较深，能促进和维持近似生理性睡眠的催眠作用；随着剂量的增加，还可产生中枢性肌松、抗惊厥或麻醉的作用。

3. 有些镇静催眠药（如巴比妥类）尚具有<u>麻醉作用</u>，但超剂量使用时可引起呼吸和心血管中枢抑制而导致昏迷，甚至死亡。

4. 按照化学结构分类，镇静催眠药可分为<u>苯二氮䓬类及非苯二氮䓬类</u>。

5. 苯二氮䓬类镇静催眠药的化学结构含有 A、B 和 C 环，根据 B 环上是否并合杂环，又分为<u>西泮类药物和唑仑类药物</u>。

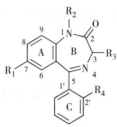

西泮类药物结构

6. 地西泮等苯二氮䓬类药物的 1，2 位酰胺键和 4，5 位亚胺键在酸性条件下及受热时易发生<u>**1，2 位或 4，5 位开环**</u>，两过程可同时进行，地西泮的最终开环产物为 2 - 甲氨基 - 5 - 氯 - 二苯甲酮及甘氨酸。

7. 地西泮等苯二氮䓬类药物具有<u>生物利用度高</u>、作用时间长等特点。

8. 苯二氮䓬类药物<u>口服吸收较快</u>，给药后 1~2 小时内从胃肠道吸收，2~4 小时内血药浓度达到高峰。

9. 苯二氮䓬类药物由于代谢速度差异和代谢产物大多仍具有一定的活性，在临床应用时需注意<u>药物可能在体内蓄积</u>。

10. 地西泮<u>亲脂性强</u>，口服吸收快而完全，容易透过血-脑屏障,可通过胎盘和分泌入乳汁。

11. **奥沙西泮**是地西泮的代谢产物,有毒性低、副作用小等特点,对焦虑、紧张及失眠均有效。

12. **阿普唑仑**与三唑仑的区别仅是 6 位为苯基,三唑仑的 6 位为 2′-氯苯基。

13. 长期使用苯二氮䓬类药物,会使 γ-氨基丁酸(GABA)的 **GABA$_A$ 受体活性下降**,从而可能产生耐受性和较强的依赖性,且伴有较严重的停药反应和反跳现象。

14. 比较成熟的**非苯二氮䓬药物**有酒石酸唑吡坦、扎来普隆和艾司佐匹克隆。

15. 抗精神病药为**多巴胺受体阻断药**,能阻断中脑-皮质系统和中脑-边缘系统的多巴胺受体,发挥抗精神病作用。

16. 由于经典的抗精神病药同时还能**阻断黑质-纹状体通路**的多巴胺受体,常引起锥体外系的不良反应。

17. **非经典抗精神病药**由于阻断多个中枢神经递质与受体的作用,达到抗精神病作用,故几乎不引起锥体外系的不良反应。

18. 抗精神病药按结构类型可以分为**三环类和非三环类**。

19. 三环类抗精神病药主要有**吩噻嗪类**、硫杂蒽类和二苯并氮䓬类药物等。

20. 氯丙嗪等吩噻嗪类抗精神病药，**遇光会分解**，生成自由基并与体内一些蛋白质作用，发生变态反应。故一些患者在服用药物后，在日光照射下皮肤会产生红疹，称为**光毒性变态反应**。

21. 吩噻嗪类药物主要在**肝脏**代谢，经微粒体药物代谢酶氧化，在体内的代谢过程非常复杂，代谢产物至少在几十种以上。吩噻嗪类药物及其各种代谢降解产物主要分布于脑，其次为肺与其他组织，并可通过胎盘屏障进入胎-血循环。

22. 根据生物电子等排原理，用碳原子替换吩噻嗪母核上的10位氮原子，并通过双键与碱性侧链相连，得到**硫杂蒽类**抗精神病药物，又称为噻吨类抗精神病药物。

23. 常用的硫杂蒽类抗精神病药物有**氯普噻吨、珠氯噻醇、氟哌噻吨和替沃噻吨**。

24. 非三环抗精神病药主要有**丁酰苯类药物和苯甲酰胺类药物**。

25. 氟哌啶醇是丁酰苯类药物的代表药物，在室温避光条件下稳定，受光照射**颜色加深**。

26. 氟哌啶醇可与乳糖中的杂质5-羟甲基-2-糠醛发生加成反应，从而影响其片剂的稳定性。所以，本品的片剂处方中**避免使用乳糖**。

27. 其他常用的丁酰苯类抗精神病药有**三氟哌多和氟哌利多**。

28. **苯甲酰胺类药物**可选择性地阻断多巴胺受体,具有作用强而副作用小的优点,可用于精神分裂症和顽固性呕吐的对症治疗。

29. 常用的苯甲酰胺类抗精神病药有**舒必利、硫必利和瑞莫必利**。

30. 根据药物的作用机制,抗抑郁药可分为**去甲肾上腺素再摄取抑制药**、选择性5-羟色胺再摄取抑制药、单胺氧化酶抑制药、5-羟色胺与去甲肾上腺素再摄取抑制药等多种类型。

31. 去甲肾上腺素再摄取抑制药为三环类化合物,或称**三环类抗抑郁药**。

32. **丙米嗪或地西帕明的失活**主要通过变成2-羟基代谢物后与葡萄糖醛酸结合。

33. **选择性5-羟色胺再摄取抑制药**的特点是可选择性抑制突触前膜5-羟色胺的再摄取,提高突触间隙中5-羟色胺的浓度从而起到抗抑郁的作用。

34. 常用的选择性5-羟色胺再摄取抑制药有**西酞普兰、氟伏沙明、氟西汀、去甲氟西汀、舍曲林和盐酸帕罗西汀**。

35. **单胺氧化酶（MAO）**是一种催化体内单胺类递质代谢失活的酶，单胺氧化酶抑制药可以通过抑制 NE、肾上腺素、5－HT 等的代谢失活，减少脑内 5－HT 和 NE 的氧化脱胺代谢，使脑内受体部位神经递质 5－HT 或 NE 的浓度增加，利于突触的神经传递而达到抗抑郁的效果。

36. 脑内 MAO 有 **MAO－A 和 MAO－B** 两种亚型。

37. MAO－A 与 NE 和 5－HT 的代谢脱胺有关，为**抗抑郁药的主要靶酶**。

38. **吗氯贝胺和托洛沙酮**为选择型 MAO－A 抑制药的代表药物。

39. **5－羟色胺与去甲肾上腺素再摄取抑制药**对 NA 和 5－HT 的再摄取具有双重抑制作用，对胆碱能、组胺或肾上腺素能受体几乎无亲和力。

40. 5－羟色胺与去甲肾上腺素再摄取抑制药主要通过同时阻断 NA 和 5－HT 的再摄取，升高 NA 和 5－HT 的浓度而发挥**双重抗抑郁作用**。

41. 常用的 5－羟色胺与去甲肾上腺素再摄取抑制药有**度洛西汀、文拉法辛、去甲文拉法辛和米氮平**。

42. 镇痛药按来源分为**天然来源**和**合成的镇痛药**，它们的化学结构有较大的区别，但都具有相似的药理作用。

43. 吗啡是具有菲环结构的生物碱,是由 5 个环稠合而成的复杂立体结构,有效的吗啡构型是**左旋吗啡**,其水溶液的 [α] 为 –98°。

吗啡

44. 吗啡结构的 3 位是具有弱酸性的酚羟基,17 位是碱性的 N – 甲基叔胺,因此,吗啡具有**酸碱两性**。

45. 吗啡及其盐类的化学性质不稳定,在光照下即能被空气氧化变质,这与吗啡具有**苯酚**结构有关。

46. **伪吗啡**亦称双吗啡,是吗啡的二聚物,毒性增大。

47. 游离的吗啡迅速分布全身组织,少量通过**血 – 脑屏障**进入中枢发挥作用。

48. 当吗啡的 N – 甲基被烯丙基、环丙基甲基或环丁基甲基等取代后,导致吗啡样物质对受体的作用发生逆转,由激动剂变为**拮抗剂**。

49. 盐酸哌替啶属于 4 – 苯基哌啶类结构的镇痛药,其结构可以看作仅**保留吗啡 A 环和 D 环的类似物**。

50. 去甲基哌替啶体内消除很慢，易蓄积产生中枢毒性，引发<u>癫痫</u>。

51. 在4-苯基哌啶类结构中，哌啶环的4位引入苯氨基，并在苯氨基的氮原子上丙酰化得到4-苯氨基哌啶类结构的强效镇痛药，代表药物是**枸橼酸芬太尼**，亲脂性高，易于通过血-脑屏障，起效快，作用强，镇痛作用为哌替啶的500倍，吗啡的80~100倍。

52. 将芬太尼哌啶环的4位碳原子由叔碳改为季碳原子后，开发了一系列芬太尼类药物，将哌啶环中的苯基以极性乙基四氮唑取代得到**阿芬太尼**，因为其 pK_a（6.5）较低，在生理条件下更易透过血-脑屏障。

53. 将哌啶环中的苯基以噻吩替代，得到**舒芬太尼**，镇痛作用强，安全性好，治疗指数高，作用发生快，持续时间短，临床用于辅助麻醉。

54. 将哌啶环中的苯基以羧酸酯替代得到属于前体药物的**瑞芬太尼**，起效快，维持时间短，在体内迅速被非特异性酯酶生成无活性的羧酸衍生物，无累积性阿片样效应。临床用于诱导和维持全身麻醉期间止痛、插管和手术切口止痛。

55. 美沙酮的镇痛作用**比吗啡、哌替啶稍强**，成瘾性等副作用也相对较小,适用于各种原因引起的剧痛。

56. 盐酸布桂嗪又名强痛定,是阿片受体的激动-拮抗剂,其镇痛作用约为吗啡的1/3,显效速度快,一般注射后10分钟起效。临床上用于各种疼痛,如**神经痛、手术后疼痛、腰痛、灼烧后疼痛、排尿痛及肿瘤痛**。偶有恶心或头晕、困倦等,停药后即消失,连续使用本品可致耐受和成瘾,故不可滥用。

历年考题

【A型题】1. 芬太尼透皮贴用于中重度慢性疼痛,效果良好,其原因是(　　)

A. 经皮吸收,主要蓄积于皮下组织

B. 经皮吸收迅速,5~10分钟即可产生治疗效果

C. 主要经皮肤附属器如汗腺等迅速吸收

D. 经皮吸收后可发挥全身治疗作用

E. 贴于疼痛部位直接发挥作用

【考点提示】D。芬太尼属于中枢神经镇痛药,药物经皮吸收进入血液循环,最终与中枢神经的μ受体结合,阻断疼痛信号的传导,产生镇痛作用,发挥的是全身作用。

【A型题】2. 分子中存在羧酸酯结构,具有起效快、

维持时间短的特点,适合诱导和维持全身麻醉期间止痛,以及插管和手术切口止痛。该药物是(　　)

A. 芬太尼

B. 美沙酮

C. 舒芬太尼

D. 阿芬太尼

E. 瑞芬太尼

【考点提示】 E。瑞芬太尼起效快，维持时间短，在体内迅速被非特异性酯酶生成无活性的羧酸衍生物，无累积性阿片样效应。临床用于诱导和维持全身麻醉期间止痛、插管和手术切口止痛。

【A 型题】 3. 三唑仑化学结构如下图，口服吸收迅速而完全，给药后 15~30 分钟起效，T_{max} 约为 2 小时，血浆蛋白结合率约为 90%，$t_{1/2}$ 为 1.5~5.5 小时，上述特性归因于分子中存在可提高脂溶性和易代谢的基团，该基团是（　　）

药学专业知识（一）

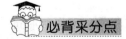

A. 三氮唑环　　　　　B. 苯环 A
C. 甲基　　　　　　　D. 苯环 C
E. 1,4－二氮䓬环 B

【考点提示】C。三氮唑分子中的甲基提高了脂溶性，使其起效快，但该甲基易被代谢成羟甲基失去活性，而成为短效镇静催眠药。

第二节　外周神经系统疾病用药

必背采分点

1. **H₁受体阻断剂抗过敏药**按化学结构可分为乙二胺类、氨基醚类、丙胺类、三环类、哌嗪类和哌啶类。

2. 用 Ar₂CHO—代替乙二胺类的 ArCH₂N（Ar）—部分，得到**氨烷基醚类 H₁受体阻断药**。

3. 常用的氨烷基醚类 H_1 受体阻断药有**盐酸苯海拉明、茶苯海明、氯马斯汀和司他斯汀**。

4. 运用生物电子等排原理，将乙二胺和氨烷基醚类结构中 N 和 O 用—CH—替代，获得一系列芳香基取代的**丙胺类**衍生物。

5. 马来酸氯苯那敏，又称为扑尔敏，口服后吸收快且完全，血浆蛋白结合率为**72%**。

6. 马来酸氯苯那敏对组胺 H_1 受体的竞争性阻断作用甚强，且作用持久，对中枢抑制作用较弱，嗜睡副作用较小，抗胆碱作用也较弱，适用于日间服用，治疗**荨麻疹、过敏性鼻炎、结膜炎**等。

7. 常用的三环类 H_1 受体阻断药有**异丙嗪、赛庚啶和酮替芬**。

8. 将赛庚啶结构中的—CH═CH—替换为—CH$_2$CH$_2$—，并用噻吩环替代一个苯环，得到**阿扎他定**。

9. 对阿扎他定的结构进行改造，得到了一系列非镇静性 H_1 受体阻断药，这些药物的共同特点是**苯环上引入氯原子**，不同的是哌啶环氮原子上的取代基。

10. 地氯雷他定是氯雷他定的活性代谢物，为**第三代 H_1 受体阻断药**。

11. 氯雷他定可看成是在阿扎他啶的苯环上引入**氯原子**，并将碱性氮甲基部分换以中性的氨甲酸乙酯得到。

12. 氯雷他定在体内的主要代谢产物为**去乙氧羰基氯雷他定**，对 H_1 受体选择性更高，药效更强，现已开发成新的抗组胺药地氯雷他定，是新型第三代抗组胺药，无心脏毒性，且有起效快、效力强、药物相互作用少等优点。

13. 哌嗪类药物具有很好的抗组胺活性，作用时间较长，代表药物为**氯环利嗪**。

14. 哌啶类 H_1 受体阻断药均为**非镇静性抗组胺药**。

15. 哌啶类药物对外周 H_1 受体具有**高度选择性**，无中枢抑制作用，没有明显的抗胆碱作用。

16. 常用的**哌啶类 H_1 受体阻断药**有特非那定、非索非那定、依巴斯汀、卡瑞斯汀、阿司咪唑、诺阿司咪唑、咪唑斯汀、左卡巴斯汀、依美斯汀、氮䓬斯汀。

17. 肾上腺素药物是一类作用于肾上腺素受体的药物，分为**拟肾上腺素药**和**抗肾上腺素药**。

肾上腺素

18. 肾上腺素受体激动药或称拟肾上腺素药物，是一类化学结构与肾上腺素相似的胺类药物，能产生与肾上腺素能神经兴奋相似的效应,根据作用受体与机制的不同,分为α、β受体激动药,**α受体激动药和β受体激动药**。

19. α、β受体激动药对肾上腺素受体**无选择性激动作用**,可间接或直接作用于α受体和β受体产生激动效应,如肾上腺素可直接激动α、β受体;麻黄碱可促进肾上腺素能神经末梢释放递质,间接产生拟肾上腺素作用。

20. 肾上腺素是体内神经递质,在分子中含有**邻二酚羟基**。

21. 将肾上腺素苯环上的两个羟基酯化,获得双特戊酯药物**地匹福林**,该药物可改善透膜吸收,并延长作用时间。

22. **多巴胺**是体内合成去甲肾上腺素及肾上腺素的前体,亦为神经递质,但因不易透过血-脑屏障,主要表现为外周作用。

23. 多巴胺可直接兴奋α和β受体,但对**$β_2$受体**作用较弱。

24. 盐酸麻黄碱来自天然植物,分子中含有2个手性碳原子,共有四个光学异构体,一对为赤藓糖型对映异构体,称为**麻黄碱**,另一对为苏阿糖型,称为伪麻黄碱。

25. **药用麻黄碱**为（1R，2S）-赤藓糖型，分子中与羟基相连的碳原子与去甲肾上腺素 R-构型一致。

26. 临床上使用的**伪麻黄碱**为（1S，2S）-苏阿糖型，没有直接作用，拟肾上腺素作用比麻黄碱稍弱，但中枢副作用较小，广泛用作减鼻充血药，也是很多复方感冒药的主要成分。

27. **α受体激动药**按照对受体作用的选择性不同，可分为 $α_1$ 受体激动药、$α_2$ 受体激动药和非选择性 α 受体激动药三类。

28. $α_1$ 受体激动药可收缩周围血管，外周阻力增加，血压上升，临床主要用于治疗**低血压和抗休克**。

29. $α_2$ 受体主要分布在去甲肾上腺素能神经的突触前膜上，$α_2$ 受体激动时可反馈抑制去甲肾上腺素的释放，具有较强的降血压作用。$α_2$ 受体激动药临床主要用于治疗**高血压**。

30. 去甲肾上腺素也是**内源性活性物质**，因其氨基氮原子上无取代基，为 α、β 受体激动药。

31. 去甲肾上腺素对 $α_1$ 和 $α_2$ 受体均有激动作用，但**以 $α_1$ 受体作用为主**，也能激动 $β_1$ 受体，对 $β_2$ 受体几乎无作用。

32. 常用的 α 受体激动药有**去氧肾上腺素**、甲基多巴、莫索尼定、利美尼定。

33. 异丙肾上腺素为**非选择性β受体激动药**的代表，为人工合成品，其外消旋体盐酸盐临床用于治疗支气管哮喘发作。

34. 异丙肾上腺素能兴奋 $β_1$ 和 $β_2$ 受体，有松弛支气管平滑肌的作用，同时可兴奋心脏而加快心率，产生心悸、心动过速等较强的心脏副作用。

35. 盐酸多巴酚丁胺为**选择性心脏 $β_1$ 受体激动药**，其正性肌力作用比多巴胺强，对 $β_2$ 受体和 α 受体兴奋性较弱，这源于结构的苄位不含羟基，含有一个手性碳原子，有两种光学异构体，其中 $S-(-)$-异构体是 $α_1$、$β_1$ 受体激动药，$R-(+)$-异构体对 $α_1$ 受体有阻断作用，对 $β_1$ 受体激动活性仅是 $S-(-)$-异构体的 1/10，药用其外消旋体，对 $α_1$ 受体作用被抵消。

36. 将异丙肾上腺素苯核 3 位的酚羟基用羟甲基取代，N 原子上的异丙基用叔丁基取代，得到**沙丁胺醇**，其化学稳定性增加，$β_2$ 受体的选择性增强。

37. **沙丁胺醇**因不易被消化道内的硫酸酯酶和组织中的儿茶酚氧位甲基转移酶破坏，故口服有效，作用持续时间较长。

38. 沙丁胺醇可用于**各型支气管哮喘**以及伴有支气管痉挛的各种支气管及肺部疾患。

药学专业知识(一)

历年考题

【A型题】抗过敏药物特非那定因可引发致死性尖端扭转型室性心动过速,导致药源性心律失常而撤市,其主要原因是( )

  A. 药物结构中含有致心脏毒性的基团
  B. 药物抑制心肌快速延迟整流钾离子通道hERG
  C. 药物与非治疗部位靶标结合
  D. 药物抑制心肌钠离子通道
  E. 药物在体内代谢产生具有心脏毒性的醌类代谢物

【考点提示】B。抗过敏药物特非那定、阿司咪唑因干扰心肌细胞K^+通道,引发致死性尖端扭转型室性心动过速,导致药源性心律失常,被美国FDA从市场撤回,并建议修改这类药物的说明书,引起关注。

第三节 解热镇痛及非甾体抗炎药

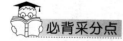

1. 非甾体抗炎药的作用机制是通过抑制合成前列腺素所需的环氧酶(COX),阻断前列腺素的生物合成,

常用药物的结构与作用 **第三章**

而发挥**抗炎、解热、镇痛**作用。

2. 环氧合酶有两种不同形式：**COX－1 和 COX－2**。

3. 解热镇痛药从化学结构上主要可分为水杨酸类药物、苯胺类药物及**吡唑酮类药物**。

4. **阿司匹林**是水杨酸类药物的代表，是优良的解热镇痛抗炎药物，同时还用于预防和治疗心血管系统疾病等。

5. 阿司匹林水解生成的水杨酸与三氯化铁试液反应，呈**紫堇色**。

6. 阿司匹林可在生产中带入水杨酸或在贮存中水解产生水杨酸，不仅有一定的毒副作用，还可在空气中逐渐被氧化成一系列淡黄、红棕甚至深棕色的**醌类有色物质**。

7. 其他常用的水杨酸类药物有**贝诺酯、二氟尼柳**。

8. 苯胺类的代表药物**对乙酰氨基酚**在空气中稳定，在25℃和pH6时，半衰期可达21.8年。

9. 在大量或过量服用对乙酰氨基酚后，肝脏内的**谷胱甘肽**会被耗竭，N－乙酰亚胺醌可进一步与肝蛋白的亲核基团（如SH）结合而引起肝坏死。

10. 各种**含巯基**的药物可用作对乙酰氨基酚过量的解毒剂。

11. 含有羧酸药效团的非甾体抗炎药物主要有**芳基**

乙酸类药物和芳基丙酸类药物。

12. 芳基乙酸类的代表药物之一是含吲哚乙酸结构的**吲哚美辛**。

13. 吲哚美辛的抗炎活性强度与其乙酸基的**酸性强度**成正相关，分子中5位取代基（如甲氧基）的存在可以有效防止该药在体内的代谢，且5位取代基的性质对活性亦有影响。

14. **双氯芬酸钠**是芳基乙酸类药物中具有标志性的代表药物，抗炎、镇痛和解热作用很强，不良反应少，且在非甾体药物中剂量最小。双氯芬酸钠分子中两个间位氯原子迫使苯胺中的苯环与苯乙酸中的苯环非共平面，此种结构有利于非甾体抗炎药与环氧酶的活性部分结合。

15. 双氯芬酸钠的作用机制除抑制环氧化酶的活性，阻断前列腺素的生物合成外，还能**抑制5-脂氧合酶，使炎症介质白三烯的合成减少**。

16. 双氯芬酸钠也能促进花生四烯酸与三酰甘油结合，使细胞内游离的花生四烯酸浓度降低，抑制**花生四烯酸**的释放。

17. 芳基丙酸类药物的**羧基α位碳原子**为手性原子，甲基的引入限制了羧基的自由旋转，使其保持适合与受体或酶结合的构象，提高消炎作用，且毒性也有所降低。

18. 芳基丙酸类药物的**对映异构体**之间在生理活性、毒性、体内分布及代谢等方面均有差异。

19. 芳基丙酸类药物是在芳基乙酸的 α-碳原子上引入甲基得到的，代表药物是**布洛芬**，目前临床上使用消旋体，但 S-异构体的活性优于 R-异构体。

20. 在体内无效的 R-(-)-布洛芬在酶的催化下，通过形成辅酶 A 硫酯中间体，发生构型逆转，可转变为 S-(+)-布洛芬，而且布洛芬在消化道滞留的时间越长，其 S:R 的值就越大，故通常布洛芬以**外消旋**形式应用。

21. 其他常用的**芳基烷酸类药物**有萘普生、萘丁美酮（萘普酮）、依托度酸、氟比洛芬、酮洛芬、洛索洛芬、非诺洛芬。

22. 非羧酸类非甾体抗炎药主要是一些含有潜在酸性药效团的药物和作用于**环氧酶-2**的药物。

23. 含有 1,2-苯并噻嗪结构的抗炎药被称为**昔康类**，其分子含有烯醇结构药效团。

24. 常用的昔康类药物有**吡罗昔康、美洛昔康、依索昔康、替诺昔康、氯诺昔康**。

25. **昔布类**是一类选择性的 COX-2 抑制药。

26. 对 COX-1 的抑制会导致对**胃肠道**的副作用。

27. 选择性**COX-2**抑制药能避免药物对胃肠道的副作用。

28. 依据 COX-2 和 COX-1 空间差异，设计出二芳基杂环类 COX-2 选择性抑制药**塞来昔布和罗非昔布**。

29. 塞来昔布和罗非昔布都有**三环结构**，含有的氨磺酰基和甲磺酰基取代苯的分子体积较大，不易进入 COX-1 的开口，但可进入空穴相对大的 COX-2，并与相应的结合位点结合，使酶抑制，而呈现选择性。

30. 基于已有 COX-2 抑制药的结构构建了药效团，以不饱和吡咯烷酮作为支架，连接有甲磺酰基取代苯和甲基苯形成的药物结构，设计合成了**艾瑞昔布**，成为治疗关节疼痛、骨性关节炎的一线治疗药物。

历年考题

【A 型题】阿司匹林可以用三氯化铁鉴别的原理是（　　）

A. 三氯化铁被还原而显色

B. 阿司匹林被氧化而显色

C. 阿司匹林与三价铁配位而显色

D. 阿司匹林水解产物水杨酸与三价铁配位而显色

E. 阿司匹林水解产物水杨酸被氧化而显色

【考点提示】 D。阿司匹林水解生成的水杨酸与三氯化铁试液反应，呈紫堇色。

第四节 消化系统疾病用药

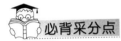

必背采分点

1. H_2 受体阻断药具有两个药效团：具碱性的**芳环结构和平面的极性基团**。

2. 在 H_2 受体阻断药的结构改造中常利用**拼合原理**，将不同的药效基团采用不同的方式进行连接。

3. 临床上使用的 **H_2 受体阻断药**主要有西咪替丁、盐酸雷尼替丁、法莫替丁、尼扎替丁以及罗沙替丁。

4. 西咪替丁化学结构由**咪唑五元环、含硫醚的四原子链和末端取代胍**三个部分构成。

5. 西咪替丁饱和水溶液呈**弱碱性**反应。

6. 西咪替丁分子具有较大的极性，脂水分配系数小。pK_a 值 6.8，在酸性条件下主要以**质子化形式**存在。

7. 西咪替丁能**抑制基础胃酸分泌和各种刺激引起的胃酸分泌**，也可防止应激状态下的胃黏膜出血和胃黏多糖成分减少。

8. 盐酸雷尼替丁碱性基团取代的芳杂环为二甲胺甲

基呋喃，氢键键合的极性药效团是**二氨基硝基乙烯**，为反式体，顺式体无活性。

9. 盐酸雷尼替丁的 pK_a 值为 2.3、8.2。在胃肠道里迅速被吸收，T_{max} 为**2~3 小时**。

10. 盐酸雷尼替丁抑制胃酸分泌的强度为西咪替丁的 5~10 倍，对 H_1 受体和胆碱受体均无**拮抗作用**，无抗雄激素不良反应，对内分泌的影响小，未见西咪替丁存在的中枢副作用，药物滞留时间长，为长效药物。

11. 盐酸雷尼替丁临床用于治疗**胃、十二指肠溃疡**，消化道出血，胃炎，反流性食管炎及卓-艾综合征。

12. 法莫替丁碱性基团取代的芳杂环为用胍基取代的噻唑环，氢键键合的极性药效团是***N*-氨基磺酰基脒**。

13. 法莫替丁作用强度为西咪替丁的**20~160 倍**，为选择性最高和作用最强的 H_2 受体阻断药。它对 H_1、M、N、5-HT、α 及 β 受体均无协同或拮抗作用，无抗雄激素作用。与肝药酶系统的细胞色素 P450 无相互作用，几乎不影响其他药物经该系统的代谢。

14. 法莫替丁还能**增加胃黏膜的血流**，加强防御机制，提高止血效果。

15. 用亲脂性较大的**噻唑环**代替雷尼替丁分子中的呋喃环得到尼扎替丁，可以提高雷尼替丁生物利用度，活性与雷尼替丁相仿，而生物利用度高达 95%。

16. 尼扎替丁用于**活动性十二指肠溃疡**和胃溃疡以及十二指肠溃疡愈合后的预防。

17. 罗沙替丁是用**哌啶甲苯环**代替了在雷尼替丁、法莫替丁、尼扎替丁和西咪替丁结构中的五元碱性芳杂环。

18. 质子泵抑制剂类抗溃疡药的分子由**吡啶环、亚磺酰基、苯并咪唑环**三部分组成。

19. **不可逆性质子泵抑制药**的结构由吡啶环、甲基亚磺酰基及苯并咪唑三部分组成。

20. 质子泵抑制剂抗溃疡药主要代表药物有**奥美拉唑、埃索美拉唑、兰索拉唑、右兰索拉唑、泮托拉唑和雷贝拉唑钠**等。

21. 奥美拉唑口服 T_{max} 为 **0.5~7 小时**，达峰血药浓度为 0.22~1.16mg/L。与血浆蛋白结合率为 95%~96%。$t_{1/2}$ 为 0.5~1 小时，慢性肝病患者为 3 小时；口服生物利用度为 54%，$t_{1/2}$ 为 1 小时，给药 16 小时后，几乎全部以代谢物形式排出。

奥美拉唑

22. 奥美拉唑临床用于**胃和十二指肠溃疡**、反流性食管炎、卓-艾综合征、幽门螺杆菌感染。

23. 埃索美拉唑为奥美拉唑的***S*-异构体**。

24. 与消旋的奥美拉唑相比,埃索美拉唑的抑酸作用强1.6倍,持续控制胃酸时间更长,肝脏首关效应较小,内在清除率低,代谢较慢,**易经体内循环重复生成**,血药浓度较高。

25. 埃索美拉唑制成盐可提高稳定性,**钠盐**通常用于注射剂,**镁盐**用于口服制剂。

26. 兰索拉唑结构与奥美拉唑相似,结构的区别在苯并咪唑环上的苯环上无取代,而吡啶环上的4位上引入了**三氟乙氧基**。

27. 兰索拉唑口服可快速吸收,T_{max}为**1.5小时**,生物利用度可超过80%。

28. 右兰索拉唑为兰索拉唑的***R*-(+)-光学异构体**,其代谢作用与埃索美拉唑类似。

29. 雷贝拉唑钠对基础胃酸和由刺激引起的胃酸分泌均有抑制作用。比奥美拉唑和兰索拉唑有更强的**抗幽门螺杆菌活性**。对胆碱受体和组胺H_2受体无拮抗作用。

30. 促胃肠动力药是促使胃肠道内容物向前移动的药物,临床上用于治疗**胃肠道动力障碍**的疾病,如反流症状、反流性食管炎、消化不良、肠梗阻等临床上的常见病。

31. 现常用的有多巴胺 D_2 受体阻断药甲氧氯普胺，外周性多巴胺 D_2 受体阻断药多潘立酮，既能阻断多巴胺 D_2 受体又能抑制乙酰胆碱活性的药物伊托必利和选择性 5-HT_4 受体激动药<u>**莫沙必利**</u>等。

32. 甲氧氯普胺结构与普鲁卡因胺类似，均为<u>**苯甲酰胺**</u>的类似物，但无局部麻醉和抗心律失常的作用。

33. 甲氧氯普胺为多巴胺 D_2 受体阻断药，同时还具<u>**有 5-HT_4 受体激动效应**</u>，对 5-HT_3 受体有轻度抑制作用，可作用于延髓催吐化学感受区（CTZ）中多巴胺受体而提高 CTZ 的阈值。

34. 多潘立酮为较强的外周性多巴胺 D_2 受体阻断药。分子中含有<u>双苯并咪唑</u>结构，极性较大，不能透过血-脑屏障，故较少出现甲氧氯普胺的中枢神经系统的副作用（锥体外系症状）。

35. 多潘立酮止吐活性较甲氧氯普胺<u>小</u>。

36. <u>**伊托必利**</u>在中枢神经系统分布少，选择性高，不良反应少。不产生甲氧氯普胺的锥体外系症状，较少引起血催乳素水平增高，无西沙必利的致室性心律失常及其他严重的药物不良反应，安全性更高。

37. 莫沙必利在肝脏中由细胞色素 P450 中的

药学专业知识（一）

CYP3A4 酶代谢，其主要代谢产物为脱 4-氟苄基莫沙必利，后者具有 5-HT_3 受体阻断作用。

历年考题

【A 型题】1. 通过拮抗多巴胺 D_2 受体增加乙酰胆碱释放，同时又能抑制乙酰胆碱酯酶活性，减少乙酰胆碱分解，从而增强胃收缩力，加速胃排空的药物是（　　）

A. 多潘立酮　　　　B. 伊托必利
C. 莫沙必利　　　　D. 甲氧氯普胺
E. 雷尼替丁

【考点提示】B。伊托必利具有阻断多巴胺 D_2 受体活性和抑制乙酰胆碱酯酶活性的双重活性，通过对 D_2 受体的拮抗作用而增加乙酰胆碱的释放，同时通过对乙酰胆碱酯酶的抑制作用来抑制已释放的乙酰胆碱分解，从而增强胃、十二指肠收缩力，加速胃排空，并有止吐作用。

【B 型题】（2~3 题共用备选答案）

A. 罗沙替丁　　　　B. 尼扎替丁
C. 法莫替丁　　　　D. 西咪替丁
E. 雷尼替丁

2. 分子中含有咪唑环和氰胍基，第一个应用于临床的 H_2 受体阻断药是（　　）

3. 分子中的碱性基团为二甲胺甲基呋喃，药效团为二氨基硝基乙烯的 H_2 受体阻断药是（　　）

【考点提示】D、E。西咪替丁化学结构由咪唑五元环、含硫醚的四原子链和末端取代胍三个部分构成。西咪替丁饱和水溶液呈弱碱性反应。盐酸雷尼替丁碱性基团取代的芳杂环为二甲胺甲基呋喃，氢键键合的极性药效团是二氨基硝基乙烯，为反式体，顺式体无活性。

第五节　循环系统疾病用药

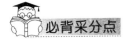
必背采分点

1. 基于化学结构，ACE 抑制药可以分成三类：含巯基的 ACE 抑制药、含二羧基的 ACE 抑制药和**含磷酰基的 ACE 抑制药**。

2. 所有 ACE 抑制药都能有效地阻断血管紧张素 Ⅰ 向血管紧张素 Ⅱ 转化，同时都具有相似的治疗与生理作用。这些药物的主要不同之处在于它们的**作用效果和药动学参数**。

3. ACE 抑制药可以单独使用，也可以与其他药物联合使用。ACE 抑制药特别适用于**患有充血性心力衰竭**

(CHF)、左心室功能紊乱（LVD） 或糖尿病的高血压患者。

4. ACE 抑制药最主要的副作用是**引起干咳**，其产生原因是在发挥 ACE 抑制的同时也阻断了缓激肽的分解，增加呼吸道平滑肌分泌前列腺素、慢反应物质以及神经激肽 A 等刺激咽喉 – 气道的 C 受体。

5. 常用的血管紧张素转换酶抑制药有**卡托普利**、阿拉普利、依那普利、依那普利拉、贝那普利、喹那普利、培哚普利、群多普利、螺普利、赖诺普利、福辛普利。

6. 卡托普利是含巯基的 ACE 抑制药的唯一代表；分子中含有巯基和**脯氨酸片段**，是关键的药效团。

7. 卡托普利分子中的巯基可有效地与酶中的**锌离子**结合，为关键药效团；会产生皮疹和味觉障碍；由于巯基的存在，卡托普利易被氧化，能够发生二聚反应而形成二硫键；体内代谢有 40%～50% 的药物以原型排泄；剩下的以二硫聚合体或卡托普利 – 半胱氨酸二硫化物形式排泄。

8. 依那普利是双羧基 ACE 抑制药的代表药，分子中含有三个手性中心，均为 **S – 构型**。

9. 依那普利是前体药物，口服给药后在体内水解代谢为**依那普利拉**。

10. 依那普利拉在小肠内，结构中的仲胺易被离子化，与邻近的羧基形成两性离子，导致其亲脂性低和口服生物利用度较低，口服吸收极差，故只能**静脉注射**给药。

11. 贝那普利是双羧基的 ACE 抑制药，是一种前体药，**水解后**才具有活性；贝那普利是用 7 元环的内酰胺代替依那普利分子中丙氨酰脯氨酸结构。

12. 赖诺普利与依那普利相比，尽管增加了一个可离子化的**羧基基团**，口服活性不如依那普利，但赖诺普利的口服吸收却优于依那普利拉。

13. **赖诺普利**和**卡托普利**是当前仅有的两个非前药的 ACE 抑制药，主要用于治疗高血压，可单独应用或与其他降压药（如利尿药）合用；也可治疗心力衰竭，可单独应用或与强心药、利尿药合用。

14. 常用的血管紧张素 Ⅱ 受体阻断药有**氯沙坦、缬沙坦、厄尼沙坦、替米沙坦、依普罗沙坦、坎地沙坦酯**。

15. 氯沙坦分子中的四唑结构为**酸性基团**，为中等强度的酸，其 pK_a 5～6，能与钾离子成盐；咪唑环 2 位的丁基为该药物提供了必要的脂溶性和疏水性。

16. 缬沙坦为不含**咪唑环**的 A Ⅱ 受体阻断药；其作用稍高于氯沙坦，分子中的酰胺基与氯沙坦的咪唑环上的 N 为电子等排体，可与受体形成氢键。

17. 替米沙坦为分子中不含**四氮唑基**的 A Ⅱ 受体阻断药，分子中的酸性基团为羧酸基。

18. 替米沙坦是一种特异性 AT_1 受体阻断药，与 AT_1 受体（已知的血管紧张素 Ⅱ 作用位点）具有**较高亲和性**，是 AT_2 受体的 3000 倍。

19. 依普罗沙坦含有**噻吩丙烯酸**结构，不经 CPY450 代谢，基本以原型药物形式排泄，耐受性好。

20. 调节血脂药包括**羟甲戊二酰辅酶 A 还原酶抑制药**、苯氧乙酸类药物等。

21. 羟甲戊二酰辅酶 A 还原酶（HMG－CoA 还原酶）是体内生物合成胆固醇的**限速酶**，是调血脂药物的重要作用靶点。

22. 他汀类药物会引起肌肉疼痛或横纹肌溶解的副作用，特别是**西立伐他汀**。

23. 他汀类药物分为：天然的及半合成改造药物，洛伐他汀、辛伐他汀和**普伐他汀**；人工全合成药物，氟伐他汀钠、阿托伐他汀钙、瑞舒伐他汀钠。

24. 洛伐他汀可竞争性**抑制 HMG－CoA 还原酶**，选择性高，能显著降低 LDL 水平，并能提高血浆中 HDL 水平。

25. 洛伐他汀临床上用于治疗高胆固醇血症和**混合**

型高脂血症,也可用于缺血性脑卒中的防治。

26. 辛伐他汀是在洛伐他汀十氢萘环的侧链上改造得到的药物,区别仅在于十氢萘环侧链上多一个**甲基取代基**,使其亲脂性略有提高,辛伐他汀的活性比洛伐他汀略高。

27. 普伐他汀钠是在洛伐他汀的基础上将**内酯环**开环成 3,5 - 二羟基戊酸并与钠成盐,以及将十氢萘环 2 位的甲基用羟基取代而得的药物。

28. 普伐他汀比洛伐他汀具有更大的**亲水性**,这种亲水性增加的优点是减少了药物进入亲脂性细胞,对肝组织有更好的选择性,从而减少了洛伐他汀偶尔出现的副作用。

29. 抗心律失常药按其药理作用机制分为四类:Ⅰ类,**钠通道阻滞药**;Ⅱ类,**β受体阻断药**;Ⅲ类,延长动作电位时程药物,通常指钾通道阻滞药;Ⅳ类,钙通道阻滞药。

30. Ⅰ、Ⅲ、Ⅳ类抗心律失常药统称为作用于**离子通道**的抗心律失常药。

31. 钾通道阻滞药可延长动作电位时程,增加有效不应期;主要通过阻断参与动作电位**2 期和 3 期**的钾通道发挥作用。

32. **盐酸胺碘酮**为钾通道阻滞药的代表药物,属苯并呋喃类化合物；其他钾通道阻滞药还有索他洛尔及 N-乙酰普鲁卡因胺的衍生物。

胺碘酮

33. 盐酸胺碘酮能选择性地**扩张冠状血管**，增加冠脉血流量，减少心肌耗氧量，减慢心律。

34. 索他洛尔含有**苯乙醇胺类**结构，具有阻断 β 受体和延长心肌动作电位的双重作用，脂溶性低，右旋体为 Ⅱ 类和 Ⅲ 类抗心律失常药，不良反应少。

35. β 受体阻断药有两类基本结构，即**芳氧丙醇胺类和苯乙醇胺类**。

36. 苯乙醇胺类和芳氧丙醇胺类药物的构效关系基本一致，仅在与醇羟基相连的 **β 碳原子**构型表述上有所差异。

37. **非选择性 β 受体阻断药**是在普萘洛尔的研究基础上获得的。

38. 盐酸普萘洛尔是 β 受体阻断药的代表药物，属于芳氧丙醇胺类结构类型的药物，芳环为**萘核**。

39. 其他常用的非选择性 β 受体阻断药有**阿普洛尔**、

氧烯洛尔、吲哚洛尔、纳多洛尔、噻吗洛尔。

40. 阿普洛尔具有苯丙醇胺结构和烯烃结构,是有内在拟交感活性的非选择性β受体阻断药,作用与普萘洛尔相似,但β受体**阻断作用较弱**(为其1/3)。

41. 阿普洛尔血浆蛋白结合率为80%~90%;活性代谢产物之一为4-羟基阿普萘洛尔;$t_{1/2}$为**2~3小时**。

42. 吲哚洛尔以吲哚环代替普萘洛尔的萘环,作用较普萘洛尔强**6~15倍**,有较强的内在拟交感活性,故对减少心率及心输出量的作用较弱,其降低血浆肾素活性的作用比普萘洛尔弱。

43. 选择性$β_1$受体阻断药的选择性是相对的,是与$β_1$受体的结合能力相对大于与$β_2$受体的结合能力,即在低于阻断$β_2$受体激动所需的浓度时即能阻断$β_1$受体的激动,所以在较高的浓度和剂量下**$β_1$选择性消失**。

44. 常用的选择性$β_1$受体阻断药有酒石酸美托洛尔、倍他洛尔、**醋丁洛尔**、**阿替洛尔**、盐酸艾司洛尔。

45. 酒石酸美托洛尔又名**倍他洛克**,属第二代β受体阻断药,为选择性$β_1$受体阻断药,其$β_1/β_2$值约为3。

46. 酒石酸美托洛尔抑制$β_1$受体的强度与普萘洛尔相近,但阻断$β_2$受体的作用比普萘洛尔弱,只有普萘洛尔的1/50~1/100,无内源拟交感活性。临床用于治疗

心绞痛、心肌梗死、心律失常和高血压等。

47. 同时使用 α 和 β 受体阻断药对降压作用有**协同性**，因而设计了同一分子兼具对 α 和 β 受体均产生阻断作用的药物，如拉贝洛尔、卡维地洛等。

48. 卡维地洛是含咔唑结构的 α、β 受体阻断药，分子中儿茶酚结构使其具有**抗氧化功能**。

49. 拉贝洛尔与普萘洛尔不一样，拉贝洛尔的亲脂性较低，进入中枢神经系统较少，没有活性代谢物，主要代谢途径为酚羟基与葡萄糖醛酸直接结合，消除半衰期为**2.5~8 小时**。

50. **硝酸酯类**药物的基本结构是由醇或多元醇与硝酸或亚硝酸而成的酯，临床上使用的药物主要有硝酸甘油、丁四硝酯、戊四硝酯、硝酸异山梨酯及其代谢产物单硝酸异山梨酯，以及甘露六硝酯。

51. 硝酸酯类药物连续用药后会出现**耐受性**。

52. 若在使用硝酸酯类药物的同时，给予保护体内硫醇类的化合物**1,4-二巯基-2,3-丁二醇**，就不易产生耐药性。

53. 硝酸酯及亚硝酸酯都易经黏膜或皮肤吸收，口服吸收较好，但经肝脏首关效应后大部分已被代谢，因此**血药浓度极低**。

54. **亚硝酸异戊醇**起效时间是 0.25 分钟，最大有效时间是 0.5 分钟，作用时程 1 分钟，给药方式为吸入。

55. **硝酸甘油**起效时间是 2 分钟，最大有效时间是 8 分钟，作用时程 30 分钟，给药方式为舌下黏膜。

56. **硝酸异山梨酯**起效时间是 3 分钟，最大有效时间是 15 分钟，作用时程 60 分钟，给药方式舌下（缓解）、口服（预防）。

57. **丁四硝酯**起效时间是 15 分钟，最大有效时间是 32 分钟，作用时程 180 分钟，给药方式为口服。

58. **硝酸异戊四醇酯**起效时间是 20 分钟，最大有效时间是 70 分钟，作用时程 330 分钟，给药方式为口服。

59. 硝酸甘油有挥发性，会导致**药物损失**，也能吸收水分子成塑胶状。因硝酸酯类化合物具有爆炸性，本品不宜以纯品形式放置和运输。

60. 硝酸甘油舌下含服能通过口腔黏膜迅速吸收，直接进入人体循环可避免**首关效应**，舌下含服后血药浓度很快达峰，1~2 分钟起效，$t_{1/2}$ 约为 42 分钟。

61. 硝酸异山梨酯有稳定型和不稳定型两种晶型，**药用为稳定型**。

62. Ca^{2+} 是兴奋 - 收缩偶联作用的关键元素，兴奋 - 收缩偶联作用发生在**心血管系统**内，Ca^{2+} 扮演了细胞信使的角色，能够联结细胞内外的兴奋效应。

63. 细胞内 Ca^{2+} 浓度的**增加**将导致 Ca^{2+} 与调节蛋白

结合，也就是与位于心肌和骨骼肌的心肌钙结合蛋白或者与位于血管平滑肌的钙调素结合。

64. 钙通道阻滞药是通过连接在位于**L通道**的 α_1 亚单位内的特异性受体部位而发挥作用的。

65. 按化学结构特征可把钙通道阻滞药分为四类：1,4 - 二氢吡啶类、**芳烷基胺类**、苯硫氮䓬和三苯哌嗪类。

66. 1,4 - 二氢吡啶类药物遇光极不稳定，分子内部发生光催化的**歧化反应**，产生硝基苯吡啶衍生物和亚硝基苯吡啶衍生物。

67. 除尼索地平外，所有的二氢吡啶类钙通道阻滞药都经历**肝首关效应**，1,4 - 二氢吡啶类钙通道阻断药被肝脏细胞色素 P450 酶系氧化代谢，产生一系列失活的代谢物。

68. 硝苯地平为**对称结构**的二氢吡啶类药物，口服后吸收迅速、完全。

69. 硝苯地平能抑制心肌对钙离子的摄取，降低心肌兴奋 - 收缩偶联中**ATP 酶**的活性，使心肌收缩力减弱，降低心肌耗氧量，增加冠脉血流量。

70. **尼群地平** 1,4 - 二氢吡啶环上所连接的两个羧酸酯的结构不同，使其 4 位碳原子具手性。

71. 非洛地平为**选择性钙通道阻滞药**，主要抑制小动脉平滑肌细胞外钙离子的内流，选择性扩张小动脉，对静脉无此作用，不引起体位性低血压；对心肌亦无明显抑制作用。

72. 尼莫地平容易通过血-脑屏障而作用于**脑血管及神经细胞**，选择性扩张脑血管，在增加脑血流量的同时而不影响脑代谢。

73. 依拉地平是分子中4位为2,1,3-苯并氧杂二唑的二氢吡啶类钙通道阻滞药，首关效应明显，生物利用率仅**17%**。

74. 芳烷基胺类的药物主要为**盐酸维拉帕米**，分子中含有手性碳原子，右旋体比左旋体的作用强，现用外消旋体。

75. 盐酸维拉帕米呈**弱酸性**，$pK_a = 8.6$。化学稳定性良好，不管在加热、光化学降解条件，还是酸、碱水溶液，均能不变，然而维拉帕米的甲醇溶液经紫外线照射2小时后，降解50%。

76. 盐酸维拉帕米口服吸收**90%**，有较强的首关效应，生物利用度为20%～35%，血浆蛋白结合率约为90%。

77. 苯硫氮䓬类药物主要有**地尔硫䓬**。

78. 地尔硫䓬口服吸收迅速完全，但有较高的首关效应，导致生物利用度下降，为25%～60%，体内有效

期为 **6~8 小时**。

79. 根据作用靶点及作用机制的不同,抗血栓药可以分为三大类:**抗凝血药、抗血小板药和溶栓药**。前两类药物可阻止血栓的形成和发展,用于防止血栓性疾病的发生;而溶栓药能溶解已经形成的血栓,用于急性血栓性疾病的治疗。

80. **香豆素类**抗凝血药是一类含 4-羟基香豆素基本结构的药物,口服有效,体外无抗凝作用。

81. 常用的香豆素类药物包括**华法林钠、双香豆素和醋硝香豆素**;它们的化学结构均与维生素 K 相似。

82. 凝血酶是一种丝氨酸蛋白水解酶,对多种凝血因子具有**水解作用**。

83. 常用的小分子凝血酶抑制药有**达比加群酯**、阿加曲班。

84. **凝血因子 X_a 抑制药**能够与游离的 X_a 活性位点结合,阻断其与底物的结合,而且也能够灭活与血小板上的凝血酶原酶复合物结合的 X_a。

85. 近年上市的凝血因子 X_a 抑制药有阿哌沙班、**利伐沙班**。

86. 临床应用的**血小板二磷酸腺苷受体阻断药**主要有氯吡格雷和噻氯匹定。

87. **氯吡格雷**有一个手性碳原子,为 S-构型,本

常用药物的结构与作用 第三章

品体外无活性,为前药。

88. 糖蛋白 GP$Ⅱ_b$/$Ⅲ_a$受体阻断药主要分为肽类和**小分子非肽类**阻断药,用于临床的肽类药物主要包括单克隆抗体阿昔单抗和依替巴肽;小分子非肽类药物有替罗非班。

89. **替罗非班**能够与该受体结合,竞争性地阻断纤维蛋白原及血管性血友病因子与血小板受体的结合,阻止血小板聚集、黏附等活化反应,有效地抑制血小板介导的血栓形成并延长出血时间。

历年考题

【A 型题】1. 具有较大脂溶性,口服生物利用度为 80%~90%,半衰期为 14~22 小时,每天仅需给药一次的选择性 $β_1$ 受体阻断药是(　　)

A. 普萘洛尔　　　　B. 噻吗洛尔
C. 艾司洛尔　　　　D. 倍他洛尔
E. 吲哚洛尔

【考点提示】D。具有较大脂溶性,口服生物利用度为 80%~90%,半衰期为 14~22 小时,每天仅需给药一次的选择性 $β_1$ 受体阻断药是倍他洛尔。

【B 型题】（2～4 题共用备选答案）

A. 福辛普利

B. 依那普利

C. 赖诺普利

D. 喹那普利

E. 卡托普利

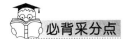

2. 分子中含有膦酰基的血管紧张素转换酶抑制药是( )

3. 分子中含有游离双羧酸的血管紧张素转换酶抑制药是( )

4. 分子中含有巯基的血管紧张素转换酶抑制药是( )

【考点提示】A、C、E。福辛普利是含有膦酰基的ACE抑制药的代表，赖诺普利是唯一的含游离双羧酸的普利类药物，卡托普利是含巯基的ACE抑制药的唯一代表药，分子中含有巯基和脯氨酸片段，是关键的药效团。

第六节 内分泌系统疾病用药

必背采分点

1. 甾体激素类药物的基本母核主要有<u>孕甾烷、雄甾烷和雌甾烷</u>。

2. 肾上腺糖皮质激素的基本结构是含有 $\triangle^4$ - 3,20 - 二酮、21 - 羟基、11 位有羟基或氧、17α - 羟基孕甾烷,若结构中不同时具有 17α - 羟基和 11 - 氧(羟基或氧代)的为**盐皮质激素**。

3. 由于糖皮质激素和盐皮质激素的结构仅存在细微的差别,通常糖皮质激素药物多带有一些盐皮质激素活性的副作用,如可**产生钠潴留导致水肿**等。

4. 常用的糖皮质激素类药物有**氢化可的松**、可的松、泼尼松、泼尼松龙、曲安西龙、曲安奈德、氟轻松、地塞米松、丙酸氟替卡松。

5. 氢化可的松是天然存在的糖皮质激素,抗炎作用为可的松的**1.25 倍**。

6. 可的松本身**无活性**,必需先在肝内转化成氢化可的松才有效。

7. 可的松口服易从胃肠道吸收,T_{max} 约为**1 小时**。其血浆生物学作用的 $t_{1/2}$ 仅 30 分钟。

8. 泼尼松具有抗炎及抗过敏作用,能抑制结缔组织的增生,降低毛细血管壁和**细胞膜**的通透性。

9. 雌激素在化学结构上都属于雌甾烷类,A 环为**芳香环**,无 19 - 甲基,3 位带有酚羟基,17 位带有羟基或羰基。

10. 天然的雌激素有雌二醇、**雌酮**和雌三醇。

11. 雌激素受体调节药可分为三类：选择性雌激素受体调节药、选择性雌激素受体下调药和**芳构化酶抑制药**。

12. 常用的选择性雌激素受体调节药有**氯米芬**、他莫昔芬、雷洛昔芬、托瑞米芬。

13. **芳构化酶**属细胞色素 P450 酶系中的一员，可以将雄烯二酮和睾丸酮转化为雌酮和雌二醇，是雌激素生物合成的关键酶。

14. 芳构化酶抑制药可以显著降低体内**雌激素水平**，用于治疗雌激素依赖型疾病，如乳腺癌。

15. 甾体芳构化酶抑制药的代表药物有依西美坦和**福美司坦**。

16. 非甾体芳构化酶抑制药有阿那曲唑和**来曲唑**。

17. 天然孕激素主要由黄体合成和分泌，体内含量极少，最强效的内源性孕激素是**黄体酮**。

18. 除天然孕激素外，现在临床上治疗用的孕激素多为由黄体酮或**睾酮**衍生而得。

19. 黄体酮口服后迅速从胃肠道吸收，并在肝内迅速代谢而失活，故不能口服；肌内注射后迅速吸收，血中 $t_{1/2}$ 仅数分钟，并在肝内代谢；主要与葡萄糖醛酸结合，约 12% 代谢为**孕烷二醇**。

20. **炔诺酮**为可口服的孕激素，抑制排卵作用强于黄体酮。

21. 雄激素的化学结构为雄甾烷类,3 位和 17 位带有羟基或**羰基**。

22. 天然雄激素有睾酮和雄烯二酮,其中**睾酮**作用最强。

23. 天然的雄激素在体内易被代谢,特别是**5α-还原酶**可将 4,5 位双键还原,3-羟甾脱氢酶可将 3-羰基还原为 3-羟基,17β-羟甾脱氢酶可将 17β-羟基氧化为羰基,加之消化道细菌也会催化其降解。

24. 根据作用类型,降血糖药主要分为**胰岛素**及其类似物和口服降糖药物两大类。

25. 人胰岛素为**多肽类激素**,由 51 个氨基酸残基排列成 A、B 两条肽链,A 链有 21 个氨基酸,B 链有 30 个氨基酸,其中,A7 和 B7、A20 和 B19 的四个半胱氨酸中的巯基形成两个二硫键相连。

26. 口服降糖药主要有促胰岛素分泌药、胰岛素增敏剂、**α-葡萄糖苷酶抑制药**、醛糖还原酶抑制药、二肽基肽酶-4 抑制药和钠-葡萄糖协同转运蛋白 2 抑制药。

27. 按化学结构,促胰岛素分泌药可以分为**磺酰脲类和非磺酰脲类**。

28. 常用的磺酰脲类促胰岛素分泌药有甲苯磺丁脲、格列齐特、格列本脲、格列吡嗪、**格列美脲**。

29. 非磺酰脲类促胰岛素分泌药与磺酰脲类的区别在于对 K⁺ – ATP 通道具有"快开"和"快闭"作用，较其他口服降糖药起效迅速，作用时间短，使胰岛素的分泌达到模拟人体生理模式——餐时胰岛素迅速升高，餐后及时回落到基础分泌状态，被称为"**餐时血糖调节剂**"。

30. 米格列奈的降血糖作用较瑞格列奈和那格列奈**更强**，给药后起效更为迅速而作用时间更短。

31. 胰岛素增敏药有双胍类及**噻唑烷二酮类**。

32. 双胍类胰岛素增敏药的代表药物是**盐酸二甲双胍**，二甲双胍具有高于一般脂肪胺的强碱性，其 pK_a 值为 12.4。

33. 常用的**二肽基肽酶 – 4 抑制药**有磷酸西他列汀、维达列汀、沙格列汀、阿格列汀、利格列汀。

34. 钠 – 葡萄糖协同转运蛋白 2（SGLT – 2）是一类在小肠黏膜（SGLT – 1）和肾近曲小管（SGLT – 2）中发现的葡萄糖转运基因家族，它们的作用是在肾脏中对血糖进行**重吸收**。

35. SGLT – 2 是一种低亲合力的转运系统，其在肾脏中特异性表达并且在近曲小管的肾脏中对血糖重吸收发挥作用。通过抑制肾脏中的血糖重吸收，增加尿糖的排出对**糖尿病**进行治疗。

36. 双膦酸盐是焦磷酸盐的类似物，焦磷酸盐结构中心的氧原子被碳原子及其侧链取代，即为**双膦酸盐类**。

37. 双膦酸盐结构通式中 R_1 多为**羟基**，R_2 可为烷基或取代烷基，烷基末端还可带有芳杂环。

38. 双膦酸可与钠离子形成单钠、二钠、三钠和四钠盐，临床药用多为**单钠和二钠盐**。

39. 依替膦酸二钠具有双向作用，小剂量（每日 5mg/kg）时抑制骨吸收，大剂量（每日 20mg/kg）时抑制骨矿化和骨形成。临床用于防治各种骨质疏松症，也用于严重高钙血症，特别是**恶性肿瘤相关高钙血症**的辅助治疗。大剂量用于预防和治疗异位骨化，但可能出现骨软化症和骨折。

40. 阿仑膦酸钠为氨基双膦酸盐，其抗骨吸收作用较依替膦酸二钠强 100 倍，并且没有骨矿化抑制作用，可单独或与**维生素 D** 合用治疗骨质疏松症。

41. **消化道症状**是口服阿仑膦酸钠最常见的不良反应。为避免药物刺激上消化道，患者应在清晨、空腹时服药（早餐前至少 30 分钟），用足量水（至少 200mL）整片吞服，然后身体保持立位（站立或端坐）30~60 分钟。服药前后 30 分钟内不宜进食、饮用高钙浓度饮料及服用其他药物。

42. 利塞膦酸钠主要用于防治绝经后骨质疏松症。

最常出现的不良反应为关节痛和**胃肠功能紊乱**。

43. 维生素 D_3 须在肝脏和肾脏两次羟基化,先在肝脏转化为骨化二醇 25 –(OH)D_3,然后再经肾脏代谢为**骨化三醇 1α,25 –(OH)$_2$$D_3$** 才具有活性。

历年考题

【C 型题】(1~3 题共用题干)

2 型糖尿病患者,女,60 岁,因服用降糖药达格列净出现尿路感染就诊,医师建议改用胰岛素类药物治疗。

1. 达格列净属于(　　)
   A. 钠 – 葡萄糖协同转运蛋白 – 2(SGLT – 2)抑制药
   B. 促胰岛素分泌药
   C. 胰岛素增敏药
   D. α – 葡萄糖苷酶抑制药
   E. 二肽基肽酶 – 4(DPP – 4)抑制药

2. 达格列净系由天然产物结构修饰而来,该天然产物是(　　)
   A. 根皮苷
   B. 胰岛素
   C. 阿卡波糖
   D. 芦丁
   E. 阿魏酸

3. 某胰岛素类药物系由胰岛素化学结构B链3位的谷氨酰胺被赖氨酸取代,B链26位的赖氨酸被谷氨酸取代而成,该药物是( )

    A. 门冬胰岛素　　　　B. 赖脯胰岛素
    C. 格鲁辛胰岛素　　　D. 甘精胰岛素
    E. 猪胰岛素

【考点提示】A、A、C。钠-葡萄糖协同转运蛋白-2(SGLT-2)抑制药:达格列净。钠-葡萄糖协同转运蛋白-2(SGLT-2)是一类在小肠黏膜(SGLT-1)和肾近曲小管(SGLT-2)中发现的葡萄糖转运基因家族,它们的作用是在肾脏中对血糖进行重吸收。第一个被评价的SGLT抑制药是从苹果树根皮中分离到的根皮苷。格鲁辛胰岛素是B链3位的谷氨酰胺被赖氨酸取代,B链26位的赖氨酸被谷氨酸取代而成。此题可用排除法解决,题干不涉及ABDE。

第七节　抗感染药

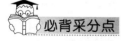
必背采分点

1. β-内酰胺类抗生素的作用机制是<u>抑制细菌细胞壁的合成</u>。

2. 依据β-内酰胺环稠合环的结构不同，可将β-内酰胺类抗生素分成**青霉素类**、头孢菌素类和单环β-内酰胺类。

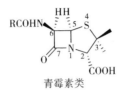
青霉素类

3. 青霉素含有四元的β-内酰胺环与五元的四氢噻唑环并合的结构，具有较大的分子张力。在酸性或碱性条件下，均可以使青霉素的β-内酰胺环发生裂解，生成**青霉酸、青霉醛和青霉胺**。

4. 青霉素通常是指青霉素 G，也被称为**苄基青霉素**，是第一个在临床使用的抗生素。

5. 青霉素类药物的母核结构中有 3 个手性碳原子，其立体构型为**2S，5R，6R**。

6. 青霉素在生物合成中产生的**杂质蛋白**，以及生产、贮存过程中产生的杂质青霉噻唑高聚物是引起过敏反应的根源。

7. 由于青霉噻唑基是青霉素类药物所特有的结构，因此青霉素类药物的过敏反应是**交叉过敏反应**。

8. 阿莫西林的聚合反应的速度比氨苄西林快 4.2 倍。因此，氨苄西林和阿莫西林水溶液中若含有磷酸盐、山梨醇、硫酸锌、二乙醇胺等时，会发生分子内成环反应，生成**2,5-吡嗪二酮**。

9. 与青霉素母核的"四元环并五元环"稠环体系相比，头孢菌素为"<u>四元环并六元环</u>"稠环体系，所以β-内酰胺环分子内张力较小，稳定性高于青霉素。

10. 第一代头孢菌素耐青霉素酶，但不耐**β-内酰胺酶**，主要用于耐青霉素酶的金黄色葡萄球菌等敏感革兰阳性球菌和某些革兰阴性球菌的感染。

11. 第二代头孢菌素对多数β-内酰胺酶稳定，抗菌谱较第一代广，对革兰阴性菌的作用较第一代强，但<u>抗革兰阳性菌</u>的作用较第一代低。

12. 常用的第二代头孢菌素类抗生素有<u>头孢克洛、头孢呋辛、头孢呋辛酯、氯碳头孢</u>。

13. 第三代头孢菌素在7位的氨基侧链上以2-氨基噻唑-α-甲氧亚胺基乙酰基居多，对多数β-内酰胺酶具有高度稳定性，抗菌谱更广，对革兰阴性菌的活性强，但对革兰阳性菌的活性比第一代弱，部分药物抗<u>铜绿假单胞菌</u>活性较强。

14. 头孢哌酮在C3位甲基上用<u>甲基四氮唑巯基</u>取代乙酰氧基，可提高其抗菌性并显示良好的药动学性质，在血中浓度较高；在其C7位将头孢羟氨苄的氨基上引入乙基哌嗪二酮侧链，扩展其抗菌谱。

15. 第四代头孢菌素是在第三代的基础上在 3 位引入**季铵基团**，如硫酸头孢匹罗和盐酸头孢吡肟。

16. 氧青霉烷类代表药物为**克拉维酸**。

17. 克拉维酸是一种"**自杀性**"的酶抑制药。

18. 青霉烷砜类具有青烷酸的基本结构，但分子结构中的 S 被氧化成砜，为不可逆竞争性 β-内酰胺酶抑制药。**舒巴坦**是此类结构药物的代表，为广谱的、不可逆竞争性 β-内酰胺酶抑制药。

19. 将氨苄西林与舒巴坦以 1∶1 的形式以次甲基相连形成双酯结构的前体药物，称为**舒他西林**。

20. 美罗培南为 4 位上带有甲基的广谱碳青霉烯类抗生素，对肾脱氢肽酶稳定，使用时**不需并用肾脱氢肽酶抑制药**，并对许多需氧菌和厌氧菌有很强的杀菌作用，其作用达到甚至超过第三代头孢菌素类。

21. 比阿培南溶于水，不溶于一般有机溶剂；对肾脱氢肽酶比美洛培南更稳定，不需合用肾脱氢肽酶抑制药；抗革兰阴性菌，特别是抗**铜绿假单胞菌**的活性比亚胺培南强。

22. 法罗培南不属于碳青霉烯类，是具有**青霉烯**结构的药物。

23. 氨曲南对**需氧的革兰阴性菌**包括铜绿假单胞菌有很强的活性，对需氧的革兰阳性菌和厌氧菌作用较小，对各种β-内酰胺酶稳定，能透过血-脑屏障，不良反应少。

24. 喹诺酮类抗菌药是一类具有1,4-二氢-4-氧代喹啉（或氮杂喹啉）-3-羧酸结构的化合物。结构中的**A环-1,4-二氢-4-氧代喹啉环及环上其他取代基**的存在和性质都将对药效、药代、毒性有较大的影响。

25. 在喹诺酮类抗菌药分子中的关键药效团是**3位羧基和4位羰基**，该药效团与DNA螺旋酶和拓扑异构酶Ⅳ结合起至关重要的作用，同时，在体内3位羧基可与葡萄糖醛酸形成结合物，这是该类药物主要代谢途径之一。

26. **盐酸诺氟沙星**是首个在喹诺酮分子引入氟原子的药物。

27. 与氧氟沙星相比，左氧氟沙星活性为氧氟沙星的**2倍**，水溶性为氧氟沙星的8倍，更易制成注射剂；毒副作用小，为喹诺酮类抗菌药物上市中的最小者。

28. 盐酸洛美沙星是在喹诺酮类药物的6位和8位同时引入两个氟原子，并在7位引入3-甲基哌嗪得到的药物。8位氟原子可提高口服生物利用度，达到95%~98%；7位的取代基为体积较大的3-甲基哌嗪，可以使其消除半衰期增至7~8小时，可一天给药一次；但8位氟原子取代可增加其**光毒性**。

29. 依诺沙星母核为**萘啶酸环**，生物利用度提高。

30. 磺胺类抗菌药作用的靶点是**细菌的二氢叶酸合成酶（DHFAS）**，使其不能充分利用对氨基苯甲酸合成叶酸。

31. 磺胺类抗菌药的基本结构是**对氨基苯磺酰胺**。

32. 磺胺甲噁唑抗菌谱广，抗菌作用强，对多数**革兰阳性菌和革兰阴性菌**具有抗菌活性。

33. 多烯类抗真菌药主要用于**深部真菌感染**，此类药物与真菌细胞膜上的甾醇结合，损伤膜的通透性，导致真菌细胞内钾离子、核苷酸、氨基酸等外漏，破坏正常代谢而起抑菌作用。

34. 所有的唑类药物都通过**抑制 14α - 去甲基化**来抑制麦角甾醇的生物合成。唑类药物的 N 原子可以与真菌 CYP450 酶的辅基亚铁血红蛋白上的亚铁离子形成络合键，唑类抗真菌药的其余部分与辅基蛋白结合并相互作用，抑制了 CYP450 酶的脱 14α - 甲基过程，其结果是使聚集到真菌细胞膜的甾醇依然带有甲基基团。

35. 唑类药物的化学结构特征是有一个**五元芳香杂环**，该环含有两个或三个氮原子，含有两个氮原子为咪唑类，三个氮原子为三氮唑类。

36. 咪唑类药物的代表药物为**噻康唑、益康唑、酮康唑**等。

37. 酮康唑分子中含有**乙酰哌嗪**和缩酮结构使该药吸收后在体内广泛分布，并增加代谢稳定性，以改善口服生物利用度和维持血浆药物浓度。

38. 硝酸咪康唑分子中含有**双 2,4－二氯苯基**，具有弱碱性，pK_a 为 6.65。

39. **烯丙胺类抗真菌药**具有较高的广谱抗真菌活性，局部使用治疗皮肤癣菌病的效果优于克霉唑和益康唑。

40. 核苷由**碱基**和**糖**两部分组成。

41. 由天然五种碱基（A、C、T、U、G）中的一种与核糖或去氧核糖所形成的各种核糖核苷或脱氧核糖核苷称**天然核苷**。

42. 基于代谢拮抗的原理，设计出的核苷类抗病毒药主要有嘧啶核苷类化合物和嘌呤核苷类化合物。核苷类药物通常需要在体内转变成**三磷酸酯**的形式而发挥作用，这是此类药物共有的作用机理。

43. 常用的开环核苷类抗病毒药有**阿昔洛韦**、更昔洛韦、喷昔洛韦、泛昔洛韦、伐昔洛韦、6－脱氧阿昔洛韦、替诺福韦酯、阿德福韦酯。

44. 阿昔洛韦为**开环的鸟苷类似物**，可以看成是在糖环中失去 C－2 和 C－3 的嘌呤核苷类似物，其在被磷酸化时专一性地在相应于羟基的位置上磷酸化，并掺入到病毒的 DNA 中；由于该化合物不含有其他羟基，是链中止剂，从而使病毒的 DNA 合成中断。

45. 6－脱氧阿昔洛韦为阿昔洛韦的前药，可在黄嘌呤氧化酶的作用下被快速代谢为阿昔洛韦，优势在于**水溶性得到了提高**。

46. **利巴韦林**可视为磷酸腺苷（AMP）和磷酸鸟苷（GMP）生物合成前体氨基咪唑酰胺核苷（AICAR）的类似物。

47. 金刚烷胺结构为一种**对称的饱和三环癸烷**，形成稳定的刚性笼状结构，因此，代谢性质稳定。

48. 奥司他韦是流感病毒的神经氨酸酶（NA）抑制药，通过**抑制NA**，能有效地阻断流感病毒的复制过程，对流感的预防和治疗发挥重要作用。

49. 司他夫定为脱氧胸腺嘧啶核苷的脱水产物，引入**2′，3′-双键**，是不饱和的胸苷衍生物；对酸稳定，口服吸收良好；适用于对齐多夫定、扎西他滨等不能耐受或治疗无效的艾滋病及其相关综合征。

50. 拉米夫定双脱氧硫代胞苷化合物，有 β-D-（+）及 β-L-（-）两种异构体，两种异构体都具有较强的抗 HIV-1 作用，但其**β-L-（-）-异构体**对胞苷-脱氧胞苷脱氨酶的脱氨基作用有拮抗作用。

51. **恩曲他滨**是在拉米夫定尿嘧啶碱基的 5 位以氟取代得到的衍生物。

52. 非核苷类逆转录酶抑制药直接与病毒逆转录酶催化活性部位的 P 疏水区结合，使酶蛋白构象改变而失活,从而抑制 HIV-1 的复制,但易产生**耐药性**。

53. 沙奎那韦属于**拟多肽衍生物**,是第一个上市用于治疗 HIV 感染的高效、高选择性 HIV 蛋白酶抑制药,作用于 HIV 繁殖的后期。

54. 青蒿素的衍生物有**双氢青蒿素**、蒿甲醚、青蒿琥酯。

55. 蒿甲醚是双氢青蒿素经甲醚化后得到的药物,为**β-构型**;抗疟作用为青蒿素的 10~20 倍,与氯喹几乎无交叉耐药性;在体内经脱 O-甲基代谢转化为双氢青蒿素;蒿甲醚与青蒿素的抗疟作用方式相似,与氯喹几乎无交叉耐药性。

历年考题

【A 型题】1. 伊曲康唑的化学结构如下,关于其结构特点和应用说法,错误的是(　　)

A. 代谢产物羟基伊曲康唑的活性比伊曲康唑低

B. 具有较强的脂溶性和较高的血浆蛋白结合率

C. 分子中含有1,2,4-三氮唑和1,3,4-三氮唑结构

D. 具有较长的半衰期,$t_{1/2}$约为21小时

E. 可用于治疗深部和浅表真菌感染

【考点提示】A。伊曲康唑结构中含有1,2,4-三氮唑和1,3,4-三氮唑,且这两个唑基分居在苯基取代哌嗪的两端,这使得伊曲康唑脂溶性比较强,在体内某些脏器组织中浓度较高;在体内代谢产生羟基伊曲康唑,活性比伊曲康唑更强,但半衰期比伊曲康唑更短。

【B型题】(2~3题共用备选答案)

A. 羧苄西林

B. 非奈西林

C. 苯唑西林

D. 阿度西林

E. 哌拉西林

2. 6位侧链为苯氧丙酰基，耐酸性较强，可口服，主要用于治疗肺炎、咽炎、扁桃体炎等感染性疾病的药物是（　　）

3. 6位侧链具有吸电子的叠氮基团，对酸稳定，口服吸收良好，其抗菌作用与用途类似青霉素 V，主要用于呼吸道、软组织等感染，对流感嗜血杆菌的活性更强

的药物是（　　）

【考点提示】 B、D。非奈西林性质和代谢：苯氧乙酸侧链，6位侧链苯氧甲基的碳上引入甲基，耐酸性更强，可口服；主要用于治疗肺炎、咽炎、扁桃体炎、中耳炎及皮肤软组织等轻度至中度感染病症。阿度西林性质和代谢：6位侧链引入吸电子的叠氮基团，对酸稳定，口服吸收良好，其抗菌作用与用途类似青霉素V；主要用于呼吸道、软组织等感染，对流感嗜血杆菌的活性更强。

第八节　抗肿瘤药

必背采分点

1. 烷化剂又被称为生物烷化剂，是一类在体内能形成缺电子活泼中间体或其他具有活泼亲电性基团的化合物，它能与生物大分子（如DNA、RNA或某些重要的酶类）中含有丰富电子的基团（如氨基、巯基、羟基、羧基、磷酸基等）发生共价结合，使其丧失活性或使 **DNA分子发生断裂**。

2. 氮芥类药物是β-氯乙胺类化合物的总称，其中 **β-氯乙胺** 是产生烷基化的关键药效基团。

3. 氮芥类药物结构可分为两部分：烷基化部分和**载体部分**。

4. **载体部分**可以改善该类药物在体内的吸收、分布等药物的动力学性质，提高其选择性和抗肿瘤活性。

5. 环磷酰胺属于前药，在体外对肿瘤细胞无效，只有进入体内后经过**活化**才能发挥作用。

6. 亚硝基脲药物在酸性和碱性溶液中相当不稳定，分解时可放出**氮气和二氧化碳**。

7. 常用的亚硝基脲类抗肿瘤药物有卡莫司汀、洛莫司汀、**司莫司汀**。

8. 顺铂的**水溶性差**，且仅能注射给药并伴有严重的肾脏、胃肠道毒性及耳毒性、神经毒性，为了克服顺铂的缺点，用不同的胺类（乙二胺、环己二胺等）及各种酸根（无机酸、有机酸）与铂（Ⅱ）络合，合成了一系列铂的配合物。

9. **卡铂**是第二代铂配合物，其理化性质、抗肿瘤活性和抗瘤谱与顺铂类似。

10. 卡铂的药动学和顺铂有三点不同：一是血清蛋白结合率，卡铂仅24%，而顺铂在90%以上；二是可超滤的非结合型铂半衰期，卡铂为6小时，而顺铂很短，血中浓度迅速降低；三是**尿排泄量**，一日中尿排泄量，卡铂为6.5%，而顺铂为16%~35%，因此二者的肾脏毒性有明显差异。

11. 奥沙利铂性质稳定，在水中的溶解度介于顺铂和卡铂之间，也是第一个显现对**结肠癌**有效的铂类烷化剂。

12. 常用的嘧啶类抗代谢药有**氟尿嘧啶**、替加氟、卡莫氟、盐酸阿糖胞苷、吉西他滨、卡培他滨。

13. 盐酸阿糖胞苷是胞嘧啶的衍生物，以**阿拉伯糖**替代核糖，阿拉伯糖的2位羟基可产生空间障碍，妨碍嘧啶碱基绕着糖苷键的旋转，使阿糖胞苷酸的碱基不能像脱氧核苷酸那样正常地堆积起来，发挥抗癌作用。

14. 腺嘌呤和鸟嘌呤是**DNA 和 RNA**的重要组分，次黄嘌呤是腺嘌呤和鸟嘌呤生物合成的重要中间体。

15. **巯嘌呤**为黄嘌呤6位羟基以巯基取代得到的衍生物。

16. 巯嘌呤在体内经酶促转变为**有活性的6-硫代次黄嘌呤核苷酸（即硫代肌苷酸）**，抑制腺酰琥珀酸合成酶，阻止次黄嘌呤核苷酸（肌苷酸）转变为腺苷酸（AMP）；还可抑制肌苷酸脱氢酶，阻止肌苷酸氧化为黄嘌呤核苷酸，从而抑制 DNA 和 RNA 的合成。

17. 叶酸类抗代谢药代表药物有**甲氨蝶呤**、亚叶酸钙和培美曲塞。

18. 紫杉烷类抗肿瘤药物主要作用于**聚合态的微管**，可促进微管形成并抑制微管解聚，导致细胞在有丝分裂时不能形成纺锤体和纺锤丝，使细胞停止于 G_2/M 期，抑制细胞分裂和增殖。

19. 紫杉醇由于水溶性小，其注射剂通常加入表面活性剂，如聚环氧化蓖麻油等助溶，常会引起**血管舒张**，血压降低及变态反应等副作用。

20. 卡巴他赛是在多烯他赛结构上，将 C10 位和 C7 位进行**双甲基化**得到的药物。

21. 喜树碱及其衍生物属于**拓扑异构酶Ⅰ**的抑制剂。

22. 羟基喜树碱临床主要用于肠癌、肝癌和白血病的治疗，毒性比喜树碱低，很少引起血尿和肝肾功能损伤。但是羟基喜树碱和喜树碱一样，不溶于水，微溶于**有机溶剂**。

23. 盐酸伊立替康主要用于小细胞、非小细胞肺癌及结肠癌、卵巢癌、子宫癌、恶性淋巴瘤等的治疗，主要副作用是**中性粒细胞减少和腹泻**。

24. 盐酸拓扑替康是在羟基喜树碱的羟基邻位引入二甲氨基甲基得到的另一个半合成水溶性喜树碱衍生物，主要用于**转移性卵巢癌**的治疗。

25. 经对鬼臼毒素的结构进行改造得到表鬼臼毒素，在表鬼臼毒素基础上得到**依托泊苷和替尼泊苷**，其作用靶点是作用于拓扑异构酶Ⅱ。

26. 依托泊苷在同类药物中毒性较低，对**小细胞肺**

癌、淋巴瘤、睾丸肿瘤等疗效较为突出，对卵巢癌、乳腺癌、神经母细胞瘤亦有效，是临床上常用的抗肿瘤药物之一。

27. 替尼泊苷又名 VM-26，作用机理同依托泊苷，即作用于 DNA 拓扑异构酶Ⅱ，导致双链或单链破坏，使细胞不能通过 **S 期**。本品的代谢主要是于胆汁中与葡萄糖醛酸或硫酸盐结合排除。临床上用途基本与依托泊苷相似。

28. **替尼泊苷**脂溶性高，达血-脑屏障，为脑瘤首选药物。

29. 抗肿瘤抗生素主要是蒽醌类抗生素，代表药物有**阿霉素**和柔红霉素等。

30. 盐酸多柔比星又名阿霉素，是由 Streptomyces Peucetium var. Caesius 产生的蒽环糖苷抗生素，临床上常用其**盐酸盐**。

31. 盐酸多柔比星易溶于水，水溶液稳定，在**碱性条件**下不稳定，易迅速分解。

32. 多柔比星的结构中具有脂溶性蒽环配基和水溶性**柔红糖胺**，又有酸性酚羟基和碱性氨基，易通过细胞膜进入肿瘤细胞，因此有很强的药理活性。

33. 蒽醌类抗肿瘤抗生素的毒性主要为**骨髓抑制**和心脏毒性，可能是醌环被还原成半醌自由基，诱发了脂质过氧化反应，引起心肌损伤。

34. 蛋白质氨基酸侧链的**可逆性磷酸化**是酶和信号蛋白活性调节非常重要的机制。

35. 蛋白激酶和蛋白磷酸酶参与可逆性磷酸化过程，在**调节代谢、基因表达、细胞生长、细胞分裂和细胞分化**等方面起关键性作用。

36. 蛋白酪氨酸激酶是一类重要的蛋白激酶，在体内发挥重要作用，其功能的失调会引发一系列疾病，**超过50%**的原癌基因和癌基因产物都具有蛋白酪氨酸激酶活性，它们的异常表达将导致细胞增殖调节发生紊乱，进而导致肿瘤的发生。

37. 吉非替尼是第一个选择性表皮生长因子受体酪氨酸激酶抑制剂，用于**非小细胞肺癌**、转移性非小细胞肺癌治疗。

38. 索拉非尼是口服的、作用于多个激酶靶点的抗肿瘤药物，用于**晚期肾细胞癌**的治疗，能够获得明显而持续的治疗作用；对晚期的非小细胞肺癌、肝细胞癌、黑色素瘤也有较好的疗效。

39. 通过拮抗 5-羟色胺的 5-HT_3 受体的止吐药已经成为抗癌治疗中辅助使用的止吐药，主要有盐酸昂丹司琼、格拉司琼、盐酸托烷司琼、盐酸帕洛诺司琼和**盐酸阿扎司琼**等。

40. 盐酸昂丹司琼是由**咔唑酮和 2 - 甲基咪唑**组成，咔唑环上的 3 位碳具有手性，其中 R - 异构体的活性较大，临床上使用外消旋体。

41. 盐酸托烷司琼分子是由**吲哚环和托品醇**组成，对外周神经元和中枢神经内 5 - HT_3 受体具高选择性阻断作用，其双重阻断呕吐反射中介质的化学传递，既阻断呕吐反射中枢外周神经元的突触前 5 - HT_3 受体兴奋，且直接影响中枢神经系统内 5 - HT_3 受体转递的迷走神经传入后区的作用。

历年考题

【A 型题】1. 盐酸昂丹司琼的化学结构如下图，关于其结构特点和应用的说法，错误的是（   ）

A. 分子中含有咔唑酮结构

B. 止吐和改善恶心症状效果较好，但有锥体外系副作用

C. 分子中含有 2-甲基咪唑结构

D. 属于高选择性的 5-HT_3 受体阻断药

E. 可用于预防和治疗手术后的恶心和呕吐

【考点提示】B。昂丹司琼可用于治疗癌症患者的恶心呕吐症状,辅助癌症患者的药物治疗,其止吐剂量仅为甲氧氯普胺有效剂量的 1%;无锥体外系的副作用,毒副作用极小。

【B 型题】(2~4 题共用备选答案)

A. 吉非替尼　　　　B. 伊马替尼
C. 阿帕替尼　　　　D. 索拉替尼
E. 埃克替尼

2. 国内企业研发,作用于 VEGFR-2,分子中含有氰基,可用于治疗晚期胃癌的药物是(　　)

3. 第一个上市的蛋白酪氨酸激酶抑制剂,分子中含有哌嗪环,可用于治疗费城染色体阳性的慢性粒细胞白血病和恶性胃肠道间质肿瘤的药物是(　　)

4. 第一个选择性表皮生长因子受体酪氨酸激酶抑制剂,分子中含有 3-氯-4-氟苯胺基团,用于治疗非小细胞肺癌和转移性非小细胞肺癌的药物是(　　)

【考点提示】C、B、A。此题考查替尼类药物,阿帕替尼是国内企业研发,作用于 VEGFR-2,用于晚期胃癌的治疗。第一个上市的蛋白酪氨酸激酶抑制剂是甲磺酸伊马替尼,用于治疗费城染色体阳性的慢性粒细胞白血病和恶性胃肠道间质肿瘤。吉非替尼是第一个选择性表皮生长因子受体酪氨酸激酶抑制剂,用于非小细胞肺癌、转移性非小细胞肺癌的治疗。

【X型题】5. 作用于EGFR靶点,属于酪氨酸激酶抑制剂的有(　　)

A. 埃克替尼　　　　　B. 尼洛替尼
C. 厄洛替尼　　　　　D. 克唑替尼
E. 奥希替尼

【考点提示】ACE。尼洛替尼作用靶点是Bcr-Abl,用途为慢性粒细胞白血病,对表达Bcr-Abl耐伊马替尼的细胞,如K562、KBM5等有很好的抑制活性。克唑替尼作用于ALK/C-MET靶点,为国内企业研发的抗肿瘤药物,用于ALK阳性的转移性非小细胞肺癌的治疗。

第四章 口服制剂与临床应用

第一节 口服固体制剂

必背采分点

1. 固体制剂通常由**主药和辅料**两大类物质组成。

2. 辅料亦称**赋形剂**，系指固体制剂内除主药以外一切附加物料的总称。

3. 根据辅料的性质和功能不同，常将固体制剂的辅料分成**填充剂、黏合剂、崩解剂和润滑剂以及释放调节剂**，有时可根据需要加入着色剂和矫味剂等，以改善制剂的外观和口味。

4. 固体制剂的辅料应当符合药用要求，并具备如下特点：①较高的化学稳定性，不与主药发生任何物理化学反应；②**对人体无毒、无害、无不良反应**；③不影响主药的疗效和含量测定。

5. 理想的稀释剂应具有**化学惰性和生理学惰性**，且不影响药物有效成分的生物利用度。

6. **润湿剂**系指本身没有黏性,通过润湿物料诱发物料黏性的液体。

7. **崩解剂**系指促使片剂在胃肠液中迅速破裂成细小颗粒的辅料。

8. 常用的润滑剂(广义)有**硬脂酸镁(MS)**、微粉硅胶、滑石粉、氢化植物油、聚乙二醇类、十二烷基硫酸钠等。

9. 常用的释放调节剂主要分为**骨架型**、包衣膜型缓控释放高分子和增稠剂等。

10. 不溶性骨架材料指不溶于水或水溶性极小的高分子聚合物。常用的有聚甲基丙烯酸酯(Eudragit RS,Eudragit RL)、**乙基纤维素(EC)**、聚乙烯、无毒聚氯乙烯、乙烯-醋酸乙烯共聚物、硅橡胶等。

11. **着色剂**主要用于改善片剂的外观,使其便于识别。

12. 常用的芳香剂包括各种芳香油、香精等;甜味剂包括**阿司帕坦**、蔗糖等。

13. 糖包衣主要包括**隔离层、粉衣层、糖衣层**。

14. 粉衣层是用于**消除片芯边缘棱角**的衣层,常用材料包括滑石粉、蔗糖粉、明胶、阿拉伯胶或蔗糖的水溶液等,包粉衣层后的片面比较粗糙、疏松。

15. **薄膜包衣材料**通常由高分子材料、增塑剂、释放调节剂、着色剂与遮光剂等组成。

16. 薄膜包衣可用高分子包衣材料,包括胃溶型(普通型)、肠溶型和**水不溶型**三大类。

17. 水不溶型系指在水中不溶解的高分子薄膜材料,主要有**乙基纤维素(EC)**、醋酸纤维素等。

18. 释放调节剂也称**致孔剂**,一般为水溶性物质,用于改善水不溶性薄膜衣的释药速度。

19. 加入遮光剂的目的是增加药物对光的稳定性,常用材料为**二氧化钛**等。

20. 口服散剂按药物组成数目主要分为**单散剂与复散剂**。

21. 复散剂是指由两种或两种以上药物组成的散剂,如复方胰酶散、**复方磺胺嘧啶散**等。

22. 口服散剂按剂量主要分为分剂量散剂与**非分剂量散剂**。

23. 分剂量散剂是指将散剂分装成单独剂量后再由患者按包服用,是内服散剂常用形式;非分剂量散剂是指按医嘱**由患者分取剂量**的散剂,是外用散剂常用形式。

24. 分剂量散剂可用包装纸包成五角包、四角包、长方包等,也可用**纸袋或塑料袋**包装;非分剂量包装则一般用塑料袋、纸盒、玻璃管、瓶包装。

25. 散剂由于其比表面积大，吸湿性和风化性都比较显著。吸湿的散剂可出现潮解、结块、变色、分解、霉变等一系列不稳定现象，严重影响用药安全，因此散剂的包装与贮存重点都在**防潮**。

26. 除另有规定外，散剂应**密闭贮存**，含挥发性原料药或易吸湿性原料药的散剂应密封贮存。

27. 对于温胃止痛的散剂不需用水送服，应直接**吞服**以利于延长药物在胃内的滞留时间。

28. 与散剂相比，颗粒剂具有以下特点：①分散性、附着性、团聚性、引湿性等较小；②服用方便，并可加入添加剂如着色剂和矫味剂，提高患者服药的顺应性；③通过采用不同性质的材料对颗粒进行包衣，可使颗粒具有**防潮性、缓释性、肠溶性**等；④通过制成颗粒剂，可有效防止复方散剂各组分由于粒度或密度差异而产生离析。

29. 颗粒剂可分为可溶颗粒（通称为颗粒）、混悬颗粒、泡腾颗粒、肠溶颗粒、缓释颗粒和**控释颗粒**等。

30. 颗粒剂应**干燥**、颗粒均匀、色泽一致，无吸潮、软化、结块、潮解等现象。

31. 颗粒剂一般不能通过一号筛与能通过五号筛粒及粉末总和不得过**15%**。

32. 除另有规定外,中药颗粒剂中一般水分含量不得过**8.0%**。

33. 一般化学药品和生物制品颗粒剂照干燥失重测定法测定,于105℃干燥至恒重,含糖颗粒应在80℃减压干燥,减失重量不得超过**2.0%**。

34. 可溶型、泡腾型颗粒剂应加温开水冲服,切忌放入口中用水送服;混悬型颗粒剂冲服如有部分药物不溶解也应该一并服用;中药颗粒剂**不宜用铁质或铝制容器冲服**,以免影响疗效。

35. 片剂的优点:①以片数为剂量单位,剂量准确、服用方便。②受外界空气、水分、光线等影响较小,**化学性质更稳定**。③生产机械化、自动化程度高,生产成本低、产量大,售价较低。④种类较多,可满足不同临床医疗需要,如速效(分散片)、长效(缓释片)等,应用广泛。⑤运输、使用、携带方便。

36. 片剂的缺点:①幼儿、老年患者及昏迷患者等**不易吞服**。②制备工序较其他固体制剂多,技术难度更高。③某些含挥发性成分的片剂,贮存期内含量会下降。

37. 口服片剂以**普通片**为主,另有分散片、咀嚼片、泡腾片、缓释片、控释片、口崩片、多层片等。

38. 口腔崩解片又称为口崩片,系指在口腔内不需要用水即能迅速崩解或溶解的片剂。一般由直接压片和冷冻干燥法制备，由冷冻干燥法制备的口腔崩解片称**口服冻干片**。

39. 多层片是由**两层或多层**（配方或色泽不同）组成的片剂。制成多层片的目的系避免各层药物的接触，减少配伍变化，调节各层药物释放、作用时间等，也有改善外观的作用。可上下分层或里外分层。

40. 片剂发生裂开的现象称为**裂片**，主要有顶裂和腰裂两种形式，裂开的位置分别发生在药片的顶部（或底部）和中间。

41. 片剂硬度不够，稍加触动即散碎的现象称为**松片**。主要原因是黏性力差，压缩压力不足等。

42. 含量不均匀主要原因是**片重差异超限**、药物的混合度差、可溶性成分的迁移等。小剂量药物更易出现含量不均匀的问题。

43. 一般认为普通片剂的硬度在**50N**以上为宜。

44. 脆碎度反映片剂的抗磨损和抗振动能力，小于**1%**为合格片剂。

45. 片剂的包装一般有**多剂量和单剂量**两种形式。

46. 常用的容器有玻璃瓶（管）、塑料瓶（盒）及由软性薄膜、纸塑复合膜、金属箔复合膜等制成的**药袋**。

47. 玻璃瓶（管）为应用最多的包装容器，密封性好，不透水汽和空气，具有**化学惰性**，不易变质，价格低廉，有色玻璃有避光作用，缺点是重量较大、容易破碎。

48. 片剂宜密封贮存，防止受潮、发霉、变质。除另有规定外，一般应将包装好的片剂放在**阴凉（20℃以下）、通风、干燥**处贮存。对光敏感的片剂，应避光；受潮后易分解变质的片剂，应在包装容器内放入干燥剂（如干燥硅胶等）。

49. 服药溶剂最好是**白开水**，水有加速药物在胃肠道溶解、润滑保护食管、冲淡食物和胃酸对药物的破坏以及减少胃肠道刺激的作用。选用其他常见液体服药时应慎重。

50. 胶囊剂**起效快、生物利用度高**，药物以粉末或颗粒状态直接填装于囊壳中，不同于片剂、丸剂等剂型，胶囊剂未经机械挤压等过程，使该制剂在目标位置迅速分散、释放和吸收，快速起效，提高生物利用度。

51. 胶囊壳多以明胶为原料制备，受**温度和湿度**影响较大。以湿度为例，相对湿度较低易导致胶囊壳龟裂、减重；相对湿度较高胶囊壳易变形、增重。因此在制备、贮存时应该妥善处理。

52. 根据对药物溶解度和释放模式的不同需求，可以把胶囊剂制备成**硬胶囊**、软胶囊（胶丸）、缓释胶囊、控释胶囊和肠溶胶囊。

53. **软胶囊**是指将一定量的液体药物直接包封，或将固体药物溶解或分散在适宜的辅料中制备成溶液、混悬液、乳状液或半固体，密封于软质囊材中的胶囊剂。

54. 肠溶胶囊是指用适宜的肠溶材料制备而得的硬胶囊或软胶囊，或用经肠溶材料包衣的颗粒或小丸充填于胶囊而制成的胶囊剂。肠溶胶囊**不溶于胃液**，但能在肠液中崩解而释放活性成分。

55. 中药硬胶囊应做水分检查，除另有规定外，中药硬胶囊水分含量不得过**9.0%**。

56. 胶囊剂需要进行**装量差异**的检查，根据胶囊剂装量差异检查法，求出每粒内容物的装量与平均装量。

57. 胶囊剂需要进行**崩解时限**的检查，按照崩解时限检查法检查，均应符合规定。

58. 胶囊剂的包装通常采用密封性能良好的**玻璃瓶**、透湿系数较小的塑料瓶、泡罩式和窄条式包装。

59. 除另有规定外，胶囊剂应密封贮存，其存放环境温度**不高于30℃**，湿度应适宜，防止受潮、发霉、变质。

60. **干吞**胶囊剂易导致胶囊的明胶吸水后附着在食管上，造成局部药物浓度过高危害食管，造成黏膜损伤甚至溃疡。

61. 胶囊内若装有**不等速释放**的药物颗粒，同时用不同颜色做标志，为保持药物浓度稳定及作用持久，服用时要连同胶囊壳一起服用。

62. **滴丸剂**系指固体或液体药物与适宜的基质加热熔融混匀，再滴入不相混溶、互不作用的冷凝介质中制成的球形或类球形制剂，主要供口服用。

63. 速释高效滴丸利用**固体分散体**的技术进行制备。当基质溶解时，体内药物以微细结晶、无定形微粒或分子形式释出，所以溶解快、吸收快、作用快、生物利用度高。

64. 脂质体滴丸是将脂质体在不断搅拌下加入**熔融的聚乙二醇4000**中形成混悬液，倾倒于模型中冷凝成型。

65. 干压包衣滴丸以**滴丸**为中心，压上其他药物组成的衣层，融合了两种剂型的优点，如镇咳祛痰的喷托维林氯化钾干压包衣。

66. 水溶性基质常用的有**聚乙二醇类（PEG6000、PEG4000等）**、硬脂酸钠、甘油明胶、泊洛沙姆、聚氧乙烯单硬脂酸酯（S-40）等。

67. **脂溶性基质**常用的有硬脂酸、单硬脂酸甘油酯、氢化植物油、虫蜡、蜂蜡等。

68. 滴丸剂制成成品后应进行**性状检查**，确保大小均匀，色泽一致；一般还应进行丸重差异、圆整度和溶散时限的检查；小剂量滴丸剂还应进行含量均匀度的检查。

69. 滴丸技术适用于**含液体药物**，及主药体积小或有刺激性药物的临床应用。

70. **口服膜剂**则是供口服给药的膜剂品种，主要经胃肠道吸收。

71. 口服膜剂缺点是**载药量小**，只适合于小剂量的药物，膜剂的重量差异不易控制，收率不高。

72. 膜剂所用包装材料应**无毒性**，易于防止污染，方便使用，并不能与药物或成膜材料发生理化作用。

历年考题

【A 型题】1. 根据片剂中各亚剂型设计特点，起效速度最快的剂型是（　　）

A. 普通片　　　　B. 控释片
C. 多层片　　　　D. 分散片
E. 肠溶片

【考点提示】D。分散片系指在水中能迅速崩解并均匀分散的片剂，符合崩解度或溶出度的要求。普通片剂的崩解时限是 15 分钟，分散片、可溶片为 3 分钟，舌下片、泡腾片为5分钟，薄膜衣片为30分钟，肠溶衣片要求在盐酸溶液中2小时内不得有裂缝、崩解或软化现象，在pH值6~8的磷酸盐缓冲液中1小时内全部溶解并通过筛网等。

【A型题】2. 以下片剂辅料中，主要起崩解作用的是（　　）

  A. 羟丙甲纤维素（HPMC）

  B. 淀粉

  C. 羧甲淀粉钠（CMS-Na）

  D. 糊精

  E. 羧甲纤维素钠（CMC-Na）

【考点提示】C。常用的崩解剂有干淀粉（适于水不溶性或微溶性药物）、羧甲基淀粉钠（CMS-Na，高效崩解剂）、低取代羟丙基纤维素（L-HPC，吸水迅速膨胀）、交联羧甲基纤维素钠（CCMC-Na）、交联聚维酮（PVPP）和泡腾崩解剂（碳酸氢钠和枸橼酸组成的混合物，也可以用柠檬酸、富马酸与碳酸钠、碳酸钾、碳酸氢钾）等。

【B型题】（3~4题共用备选答案）

  A. 聚乙烯醇（PVA）

  B. 聚乙二醇（PEG）

  C. 交联聚维酮（PVPP）

D. 聚乳酸-羟乙酸（PLGA）

E. 乙基纤维素（EC）

3. 常用于包衣的水不溶性材料是（　　）

4. 常用于栓剂基质的水溶性材料是（　　）

【考点提示】E、B。薄膜包衣水不溶型系指在水中不溶解的高分子薄膜材料，主要有乙基纤维素（EC）、醋酸纤维素等。栓剂水溶性基质材料有甘油明胶、聚乙二醇和泊洛沙姆等。

【B型题】（5~7题共用备选答案）

A. 维生素C泡腾颗粒　　B. 蛇胆川贝散

C. 板蓝根颗粒　　D. 元胡止痛滴丸

E. 利福昔明干混悬颗粒

5. 制剂处方中含有果胶辅料的药品是（　　）

6. 制剂处方中不含辅料的药品是（　　）

7. 制剂处方中含有碳酸氢钠辅料的药品是（　　）

【考点提示】E、B、A。利福昔明干混悬颗粒剂中，利福昔明为主药，微晶纤维素、羧甲基纤维素钠、果胶为助悬剂，枸橼酸钠为絮凝剂，蔗糖为稀释剂；板蓝根颗粒以板蓝根为主药，糊精、蔗糖为稀释剂，其中蔗糖也是矫味剂；维生素C泡腾颗粒剂中，维生素C为主药，枸橼酸、碳酸氢钠为泡腾崩解剂，柠檬黄为着色剂，糖粉为稀释剂，糖精钠和食用香料为矫味剂，蒸馏水和乙醇为溶剂。

【B型题】（8~10题共用备选答案）

A. 3分钟　　　　　　B. 5分钟
C. 15分钟　　　　　 D. 30分钟
E. 60分钟

8. 普通片剂的崩解时限是（　　）
9. 泡腾片的崩解时限是（　　）
10. 薄膜衣片的崩解时限是（　　）

【考点提示】C、B、D。解析参考第1题。

【C型题】（11~14题共用题干）

患者，男，70岁，因泌尿道慢性感染就诊，经检测属于革兰阴性菌感染。其治疗药品处方组分中包括主药、微晶纤维素（空白丸核）、乳糖、枸橼酸、Eudragit NE30D、Eudragit L30D-55、滑石粉、PEG6000、十二烷基硫酸钠。

11. 该药品处方组分中的"主药"应是（　　）

A. 红霉素　　　　　　B. 青霉素
C. 阿奇霉素　　　　　D. 氧氟沙星
E. 氟康唑

12. 该制剂处方中 Eudragit NE30D、Eudragit L30D-55 的作用是（　　）

A. 缓释包衣材料　　　B. 胃溶包衣材料省

C. 肠溶包衣材料　　D. 肠溶载体

E. 黏合剂

13. 根据处方组分分析，推测该药品的剂型是(　　)

A. 缓释片剂　　B. 缓释小丸

C. 缓释颗粒　　D. 缓释胶囊

E. 肠溶小丸

14. 该制剂的主药规格为 0.2g，需要进行的特性检查项目是(　　)

A. 不溶性微粒　　B. 崩解时限

C. 释放度　　D. 含量均匀度

E. 溶出度

【考点提示】D、A、D、C。第 11 题考查氧氟沙星缓释胶囊的处方。氧氟沙星缓释胶囊丸芯中枸橼酸为 pH 缓冲剂和渗透压调节剂；微晶纤维素和乳糖为稀释剂。第 12 题，氧氟沙星缓释胶囊包衣液处方中 PEG6000 为增塑剂，其用量不能过高，否则有致孔剂的作用，可加速药物释放；滑石粉为抗黏剂；Eudragit NE30D 和 Eudragit L30D-55 为主要缓释包衣材；水为溶剂，十二烷基硫酸钠为稳定剂。第 13 题，题干是氧氟沙星缓释胶囊的处方。第 14 题，缓释胶囊是指在规定的释放介质中缓慢地非恒速释放药物的胶囊剂。缓释胶囊应符合缓释制剂的有关要求并应进行释放度检查。

第二节 口服液体制剂

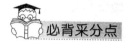

必背采分点

1. 口服液体制剂的优点：①药物以**分子或微粒状态**分散在介质中，分散程度高，吸收快，作用较迅速；②给药途径广泛，可以内服、外用；③易于分剂量，使用方便，尤其适用于婴幼儿和老年患者；④药物分散于溶剂中，能减少某些药物的刺激性，通过调节液体制剂的浓度，避免固体药物（溴化物、碘化物等）口服后由于局部浓度过高引起胃肠道刺激作用。

2. 口服液体制剂的缺点：①**药物分散度较大，易引起药物的化学降解**，从而导致失效；②液体制剂体积较大，携带运输不方便；③非均相液体制剂的药物分散度大，分散粒子具有很大的比表面积，易产生一系列物理稳定性问题；④水性液体制剂容易霉变，需加入防腐剂。

3. 在均相分散系统中药物以**分子或离子**状态分散，如低分子溶液剂、高分子溶液剂；在非均相分散系统中药物以微粒、小液滴、胶粒分散，如溶胶剂、乳剂、混悬剂。

4. 液体制剂包装的选择，除了应符合国家《药品管理法》中有关包装的规定外，还应针对液体制剂的特点，特别注意所选包装的**牢固性、密封性、化学稳定性、隔光性**及对液体制剂运输与贮存的方便性等。

5. 口服液体制剂、乳剂、含醇制剂及含芳香挥发性成分制剂等，常采用**琥珀色玻璃瓶**包装；洗剂、滴眼剂等，较多使用塑料容器包装。

6. 医院液体制剂的投药瓶上还应根据其用途贴上不同颜色的标签，习惯上内服液体制剂标签为**白底蓝字或黑字**，外用液体制剂标签为白底红字或黄字。

7. 液体制剂一般应密闭贮存于洁净、阴凉干燥的地方；一些量小、对热敏感的液体制剂，可置于冰箱冷藏；对光敏感者，则应**避光贮存**。

8. 理想的溶剂应符合以下要求：①毒性小，无刺激性，无不适的臭味；②化学性质稳定，不与药物或附加剂发生化学反应，不影响药物的含量测定；③对药物具有较好的**溶解性和分散性**。

9. 液体制剂的常用溶剂按极性大小分为极性溶剂（如水、甘油、二甲基亚砜等）、**半极性溶剂（如乙醇、丙二醇、聚乙二醇等）**、非极性溶剂（脂肪油、液状石蜡、油酸乙酯、乙酸乙酯等）。

10. 增溶是指难溶性药物在表面活性剂的作用下，在溶剂中增加溶解度并形成溶液的过程。具增溶能力的表面活性剂称为增溶剂，被增溶的药物称为增溶质。增溶量为**每1g增溶剂**能增溶药物的克数。

11. 以水为溶剂的液体制剂，增溶剂的最适亲水亲油平衡值（HLB值）为15～18，常用增溶剂为**聚山梨酯类、聚氧乙烯脂肪酸酯类**等。

12. 难溶性药物与加入的第三种物质在溶剂中形成可溶性分子间的络合物、缔合物或复盐等，以增加药物在溶剂中的溶解度。这第三种物质称为**助溶剂**。

13. 助溶剂可溶于水，多为**低分子化合物**，形成的络合物多为大分子。

14. 潜溶剂系指能形成**氢键**以增加难溶性药物溶解度的混合溶剂。能与水形成潜溶剂的有乙醇、丙二醇、甘油、聚乙二醇等。

15. 苯甲酸与苯甲酸钠的一般用量为0.25%～0.4%，水中的溶解度为0.29%，**在pH4的介质**中作用最好。

16. 对羟基苯甲酸酯类亦称尼泊金类，有甲、乙、丙、丁四种酯，无毒、无味、无臭，不挥发，性质稳定，抑菌作用强，特别对**大肠埃希菌**有很强的抑制作用。

17. 山梨酸与山梨酸钾的常用浓度为 0.15% ~ 0.25%，对细菌和霉菌均有较强抑菌效力，需在**酸性溶液**中使用，在 pH4 时防腐效果最好。

18. 其他防腐剂有**乙醇、甲酸**、苯甲醇、甘油、三氯甲烷、桉油、桂皮油、薄荷油等均可作防腐剂使用。

19. 常用甜味剂包括**天然甜味剂与合成甜味剂**两大类。

20. 天然甜味剂主要有蔗糖、单糖浆、橙皮糖浆、桂皮糖浆等，不但能矫味，而且也能**矫臭**，山梨醇、甘露醇等也可作甜味剂。

21. 合成甜味剂主要有糖精钠，甜度为蔗糖的 200 ~ 700 倍，易溶于水，常用量为 0.03%，常与**单糖浆、蔗糖和甜菊苷**合用。

22. 阿司帕坦为天门冬酰苯丙氨酸甲酯，为二肽类甜味剂，甜度比蔗糖高 150 ~ 200 倍，不致龋齿，适用于**糖尿病、肥胖症**患者。

23. 香料和香精统称为芳香剂，常用芳香剂分为**天然香料、人工香料**。

24. 胶浆剂具有**黏稠、缓和**的性质，可以干扰味蕾的味觉而矫味，如阿拉伯胶、羧甲基纤维素钠、琼脂、明胶、甲基纤维素等的胶浆。

25. 将有机酸与碳酸氢钠混合后，遇水产生大量二氧化碳，二氧化碳能麻痹味蕾起矫味作用。对盐类的**苦味、涩味、咸味**有所改善。

26. 天然色素分为**植物性和矿物性**色素，可用作内服制剂和食品的着色剂。

27. 常用的植物性色素中，黄色的有胡萝卜素、姜黄等；绿色的有**叶绿酸铜钠盐**；红色的有胭脂红、苏木等；棕色的有焦糖；蓝色的有乌饭树叶、松叶兰等。

28. 常用的矿物性色素是**棕红色的氧化铁**。

29. 我国批准的合成色素有胭脂红、柠檬黄、苋菜红等，通常将其配成**1%的贮备液**使用。

30. 表面活性剂系指具有很强的表面活性、加入少量就能使液体的表面张力显著下降的物质。表面活性剂之所以能降低表面（界面）张力，主要取决于其**分子结构**。

31. 表面活性剂分子是一种既**亲水又亲油**的两亲性分子。

32. 表面活性剂分子的亲油基团一般是长度在 8 个碳原子以上的烃链，或者是**含有杂环或芳香族基团的碳链**。

33. 阴离子型表面活性剂的特征是起表面活性作用的部分是阴离子部分，带有**负电荷**，如高级脂肪酸盐、硫酸化物、磺酸化物等。

34. 阳离子型表面活性剂起表面活性作用的是阳离子部分，带有正电荷，又称为**阳性皂**。

35. 阳离子表面活性剂由于其毒性较大，主要用于皮肤、黏膜和手术器材的消毒，常用品种有**苯扎氯铵、苯扎溴铵**。

36. 苯扎氯铵（商品名为洁尔灭）、苯扎溴铵（商品名为新洁尔灭）具有杀菌、渗透、清洁、乳化等作用。其中**新洁尔灭水溶液**的杀菌力很强，穿透性强，毒性较低，主要用作杀菌防腐剂。

37. 两性离子型表面活性剂系指分子中同时具有正、负电荷基团的表面活性剂。这类表面活性剂随着介质 pH 的变化表现为不同的性质，pH 在等电点范围内表面活性剂呈**中性**。

38. 两性离子型表面活性剂在等电点以上呈**阴离子型**表面活性剂的性质，具有很好的起泡、去污作用。

39. 两性离子型表面活性剂在等电点以下则呈**阳离子型**表面活性剂的性质，具有很强的杀菌性。

40. 两性离子型表面活性剂有**天然（卵磷脂类）、人工合成（氨基酸型和甜菜碱型）**之分。

41. 非离子型表面活性剂毒性低、不解离、不受溶液 pH 的影响，能与大多数药物配伍，因而在制剂中应用较广，常用作**增溶剂、分散剂、乳化剂或混悬剂**。

42. 两性离子型表面活性剂的毒性和刺激性均**小于**阳离子型表面活性剂。

43. 阳离子型表面活性剂和阴离子型表面活性剂不仅毒性较大,而且还具有较强的**溶血**作用。

44. 表面活性剂溶血作用的顺序为:聚氧乙烯烷基醚＞聚氧乙烯芳基醚＞聚氧乙烯脂肪酸酯＞**吐温20**＞吐温60＞吐温40＞吐温80。

45. 一般来说,亲水亲油平衡值（HLB值）在3~8的表面活性剂适用作**W/O型乳化剂**。

46. HLB值在8~16的表面活性剂可用作**O/W型乳化剂**。

47. 非离子型表面活性剂不仅毒性低,而且相容性好,不易发生配伍变化,对pH的改变以及电解质均不敏感,可用于**内服制剂**。

48. 表面活性剂作为润湿剂时,最适HLB值通常为**7~9**,并且要在合适的温度下才能够起到润湿作用。

49. 溶液剂的溶质一般为**不挥发性的化学药物**,溶剂多为水,也可用不同浓度乙醇或油为溶剂。

50. 芳香性植物药材经水蒸气蒸馏法制得的内服澄明液体制剂称为**露剂**。

51. 当醑剂与水性制剂混合或制备过程中与水接触时,会**因乙醇浓度降低而发生浑浊**。

52. 酊剂中的药物浓度除另有规定外，含剧毒药品的酊剂，每 100mL 相当于**原药物 10g**，其他酊剂每 100mL 相当于原药物 20g。

53. **酏剂**稳定，味道适口，本身具有一定防腐性，但成本较高，在国外使用较普遍。

54. 蔗糖能掩盖某些药物的苦味、咸味及其他不适臭味，使其容易服用，但糖浆剂易被**真菌和其他微生物**污染，使糖浆剂浑浊或变质。

55. 高分子溶液剂系指高分子化合物（如胃蛋白酶、聚维酮、羧甲基纤维素钠等）以**单分子形式**分散于分散介质中形成的均相体，属热力学稳定体系。

56. 溶胶剂系指固体药物以多分子聚集体形式分散在水中形成的非均相液体制剂，也称为**疏水胶体**，药物微粒在 1~100mm 之间，胶粒是多分子聚集体，有极大的分散度，属于热力学不稳定体系。

57. 溶胶剂中的胶粒在分散介质中有布朗运动，使其在重力场中不易沉降，具有动力学稳定性，但又会促使胶粒相互碰撞，增加聚结的机会，一旦聚结变大，布朗运动减弱，动力学稳定性降低，导致**聚沉**发生。

58. 混悬剂属于**热力学、动力学均不稳定体系**，所用分散介质大多为水，也可用植物油等分散介质。

59. 通过测定混悬剂的沉降容积比，可以评价混悬剂的稳定性，进而评价**助悬剂及絮凝剂**的效果。

60. 混悬剂中微粒的大小直接关系到混悬液的稳定性，还会影响混悬剂的药效及生物利用度。所以测定混悬剂中**微粒大小及分布情况**，是评价混悬剂稳定性的重要指标。

61. 常用的天然高分子助悬剂有果胶、琼脂、白芨胶、西黄蓍胶、阿拉伯胶或**海藻酸钠**等。

62. 混悬剂主要适用于**难溶性药物制成液体制剂**，属于粗分散体系，所用分散介质大多数为水，也可用植物油。

63. 液体分散相分散于不相混溶介质中形成乳剂的过程称为"**乳化**"。

64. 油相（O）、水相（W）和乳化剂是构成乳剂的基本成分，三者缺一不可。其中**乳化剂**在乳剂的形成与稳定中发挥着极其重要的作用。

65. 乳化剂种类很多，可分为高分子化合物、表面活性剂、**固体粉末**三类。

66. 高分子化合物乳化剂特点是亲水性强，黏度较大，可以形成**多分子乳化膜**，稳定性较好。

67. 分层又称**乳析**，是指乳剂放置后出现分散相粒子上浮或下沉的现象。

68. **转相**通常是由于乳化剂性质发生改变引起的，

口服制剂与临床应用 **第四章**

如油酸钠本来为 O/W 型乳化剂,加入足量的氯化钙,转变为 W/O 型乳化剂,可使乳剂转变成 W/O 型乳剂。

69. 转相时两种乳化剂的量比称为**转相临界点**,只有大于临界点才发生转相。

70. **O/W 型乳剂**中的油相有很大的表面积,能提高油相中药物在胃肠道中的分配速度,有利于药物的溶解吸收。

历年考题

【A 型题】1. 药物制剂常用的表面活性剂中,毒性最大的是(　　)

　A. 高级脂肪酸盐　　　B. 卵磷脂
　C. 聚山梨酯　　　　　D. 季铵化合物
　E. 蔗糖脂肪酸酯

【考点提示】D。阳离子型表面活性剂起表面活性作用的是阳离子部分,带有正电荷,又称为阳性皂。其分子结构的主要部分是一个五价氮原子,故又称为季铵化合物,其特点是水溶性大,在酸性与碱性溶液中均较稳定,具有良好的表面活性作用和杀菌、防腐作用,但与阴离子药物合用会产生结合而失去活性,甚至产生沉淀。此类表面活性剂由于其毒性较大,主要用于皮肤、黏膜和手术器材的消毒。常用品种有苯扎氯铵、苯扎溴铵。

【X型题】2. 乳剂属于热力学不稳定体系,在放置过程中可能出现的不稳定现象有(　　)

A. 分层
B. 絮凝
C. 转相
D. 合并
E. 酸败

【考点提示】ABCDE。乳剂属于热力学不稳定的非均相分散体系,制成后在放置过程中常出现分层、合并、破裂、絮凝、转相、酸败等不稳定的现象。

第五章　注射剂与临床应用

第一节　注射剂的基本要求

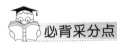

1. 注射剂指原料药物或与适宜的辅料制成的供注入体内的<u>无菌制剂</u>。

2. 注射液系指原料药物或与适宜的辅料制成的供注入体内的<u>无菌液体制剂</u>，包括溶液型、乳状液型或混悬型等注射液。

3. 供静脉滴注用的大容量注射液（除另有规定外，一般不小于100mL，生物制品一般不小于50mL）也称<u>输液</u>。

4. 注射用无菌粉末系指原料药物或与适宜辅料制成的供临用前用无菌溶液配制成注射液的<u>无菌粉末或无菌块状物</u>。

5. 注射用浓溶液系指原料药物与适宜辅料制成的供

临用前稀释后静脉滴注用的**无菌浓溶液**。

6. 注射剂的 pH 应和血液 pH 相等或相近。一般控制在**4~9**的范围内。

7. 对用量大、供静脉注射的注射剂应具有与血浆相同的或略偏高的**渗透压**。

8. **纯化水**可作为配制普通药物制剂的溶剂或试验用水，口服、外用制剂配制用溶剂或稀释剂。纯化水不得用于注射剂的配制与稀释。

9. 注射用水为纯化水经蒸馏所得的水，可作为**注射剂、滴眼剂**等的溶剂或稀释剂及容器的清洗溶剂。

10. 临床应用的**灭菌注射用水**一般按药品批准文号管理，主要用于注射用灭菌粉末的溶剂或注射剂的稀释剂。

11. 注射用油常用的有大豆油、茶油、麻油等**植物油**。

12. 采用乙醇为注射溶剂浓度可达50%，但乙醇浓度**超过10%**时可能会有溶血作用或疼痛感。

13. 丙二醇对药物的溶解范围广，已广泛用作注射溶剂，供**静脉注射或肌内注射**。

14. 甘油由于**黏度和刺激性**较大，不单独作注射剂溶剂用。

15. 甘油常用浓度为**1%~50%**，但大剂量注射会导致惊厥、麻痹、溶血。常与乙醇、丙二醇、水等组成复合溶剂，如普鲁卡因注射液的溶剂为95%乙醇（20%）、甘油（20%）与注射用水（60%）。

16. 注射剂中除主药外，还可根据制备及医疗的需要添加其他物质，以增加注射剂的有效性、安全性与稳定性，这类物质统称为**注射剂的附加剂**。

17. **热原**是微生物产生的一种内毒素，它是能引起恒温动物体温异常升高的致热物质。大多数细菌都能产生热原，其中致热能力最强的是革兰阴性杆菌。

18. 含有热原的注射剂，特别是输液注入人体时，有30~90分钟的潜伏期，然后就会出现发冷、寒战、体温升高、身痛、发汗、恶心呕吐等不良反应，有时体温可升至40℃左右，严重者还会出现昏迷、虚脱，甚至危及生命，临床上称上述现象为"**热原反应**"。

19. 由于磷脂结构上连接有多糖，所以热原能**溶于水**。

20. 热原的**耐热性较强**，一般经60℃加热1小时不受影响，100℃也不会发生热解，但在120℃下加热4小时能破坏98%左右，在180~200℃干热2小时或250℃ 30~45分钟或650℃ 1分钟可使热原彻底破坏。

21. 热原能被**强酸、强碱、强氧化剂**如高锰酸钾、过氧化氢以及超声波破坏。

22. 热原在水溶液中带有**电荷**，也可被某些离子交换树脂所吸附。

23. **溶剂带入**是注射剂被热原污染的主要途径。

24. **反渗透法**通过三醋酸纤维素膜或聚酰胺膜除去热原,是较新发展起来的效果好、具有较高的实用价值的方法。

25. **药物的溶解度**系指在一定温度(气体在一定压力)下,在一定量溶剂中达到饱和时溶解的最大药量。

26. 药物在溶剂中溶解是药物分子与溶剂分子间相互作用的结果,即根据"**相似相溶**"原则,若药物分子间的作用力大于药物分子与溶剂分子间作用,则药物溶解度小,反之,则溶解度大。

27. 温度对溶解度的影响取决于溶解过程是**吸热过程**还是放热过程。

28. 药物结晶过程中,因溶剂分子加入而使晶体的晶格发生改变,得到的结晶称**溶剂化物**,该现象称伪多晶现象。如果溶剂为水则称水化物。

29. 多数情况下,溶解度和溶出速度的顺序排列为:**水合化物<无水物<有机溶剂化物**。

30. 一般可溶性药物的溶解度与药物粒子大小无关;而对于难溶性药物,当药物粒子很小($\leq 0.1\mu m$)时,药物溶解度随粒径减小而增加。

31. 常用助溶剂可分为三类:①某些有机酸及其钠盐:如**苯甲酸钠**、水杨酸钠、对氨基苯甲酸钠等;②酰胺化合物:如乌拉坦、尿素、烟酰胺、乙酰胺等;③无机盐：如碘化钾等。

32. 某些难溶性弱酸、弱碱，可制成**盐**而增加其溶解度。

33. 在混合溶剂中，各溶剂在某一比例时，药物的溶解度比在各单纯溶剂中的溶解度大，而且出现极大值，这种现象称为潜溶，这种溶剂称为**潜溶剂**。

34. **药物共晶**是药物活性成分与合适的共晶试剂通过分子间作用力（如氢键）而形成的一种新晶型，共晶可以在不破坏药物共价结构的同时改变药物的理化性质，包括提高溶解度和溶出速度。

35. 固体药物的溶出速度主要受**扩散控制**，可用 Noyes – Whitney 方程表示。

$$dC/dt = KS(C_S - C)$$

式中，dC/dt 为溶出速度，S 为固体的表面积，C_S 为溶质在溶出介质中的溶解度，C 为 t 时间溶液中溶质的浓度，K 为溶出速度常数。

36. 由于血液成分复杂，与药物的注射液混合后可能引起**溶血、血细胞凝集**等现象。另外，血液不透明，发生浑浊和沉淀时不易观察。

37. 20%的甘露醇注射液为**过饱和溶液**，若加入某些药物如氯化钾、氯化钠等溶液，会引起甘露醇结晶析出。

38. 静脉注射用脂肪乳剂加入其他药物配伍应慎重，有可能引起粒子的粒径增大，或产生**破乳**。

39. 凡两种药物溶液中**pH 相差较大**，发生配伍变化的可能性也大。

40. pH 的变化可以引起沉淀析出与**变色**。

41. **配合量**的多少会影响药物的浓度，而药物在一定浓度下出现沉淀或降解速度增加。

42. 大多数药物在溶液中的降解属于**一级反应速度过程**，其降解速度随浓度增加而加快。药物制剂配伍时的混合次序极为重要，可以用改变混合顺序的方法来克服某些药物配伍时产生沉淀的现象。

43. 注射剂中有极小一部分为**油性溶液或混悬液**，由于油水不相混溶，所以这些注射液与水性溶液配伍后一般情况下得不到均匀的分散体系，通常不宜配伍使用。

44. 纯化水一般用于注射剂容器的**初期冲洗**；注射用水主要用于注射液的配制和注射剂容器的最后清洗。

45. 注射剂容器一般是指由硬质中性玻璃制成的**安瓿或容器**（如青霉素小瓶等），亦有塑料容器。

46. 安瓿的式样分**有颈安瓿与粉末安瓿**。有颈安瓿可分 1、2、5、10 和 20mL 等不同容积规格。粉末安瓿系供分装注射用粉末或结晶性药物之用。

47. 药液配置前，应计算原料的用量，若在制备或

注射剂与临床应用 **第五章**

贮存过程中药物含量易发生下降,应酌情增加投料量。含结晶水的药物应注意其换算。**投料量**可按下式计算。

原料(附加剂)用量 = 实际配液量 × 成品含量%

实际配液量 = 实际灌注量 + 实际灌注时损耗量

48. **浓配法**系指将全部药物用部分处方量溶剂配成浓溶液,过滤后稀释至所需浓度的方法,此法优点是可滤除溶解度小的一些杂质。

49. 稀配法系指将全部药物用处方量的全部溶剂一次性加入,配成所需浓度后过滤的方法,此法适用于**优质原料**。

50. 对于不易滤清的药液可加**0.1%~0.3%活性炭**处理,小量注射液可用纸浆混炭处理。应注意活性炭对药物的吸附作用,活性炭要经酸碱处理并活化后才能使用。

51. 封口方法有拉封和顶封两种。**拉封**封口比较严密,是目前常用的封口方法。

52. 注射剂在灌封后都需要进行灭菌,注射剂从配制到灭菌通常**不超过 12 小时**,必须尽快完成以减少细菌繁殖。

53. 目前大都采用**湿热灭菌法**,常用的灭菌条件为121℃ 15 分钟或116℃ 40 分钟。

药学专业知识（一）

历年考题

【A型题】1. 在注射剂中，用于调节渗透压的辅料是（　　）

A. 乳酸　　　　　　　B. 果胶
C. 甘油　　　　　　　D. 聚山梨酯80
E. 酒石酸

【考点提示】C。注射剂中氯化钠、葡萄糖和甘油可以用作调节渗透压。果胶为助悬剂；聚山梨酯80为稳定剂；乳酸为缓冲剂。

【A型题】2. 对湿热敏感的药物需制备成临床快速起效的制剂，首选剂型是（　　）

A. 注射用无菌粉末　　B. 口崩片
C. 注射液　　　　　　D. 输液
E. 气雾剂

【考点提示】A。注射用无菌粉末在临用前需经灭菌注射用水或生理盐水等溶解后才可注射，主要适用于水中不稳定药物，尤其是对湿热敏感的抗生素和生物制品。

【X型题】3. 可用于除去溶剂中热原的方法有（　　）

A. 吸附法　　　　　　B. 超滤法
C. 渗透法　　　　　　D. 离子交换法
E. 凝胶过滤法

【考点提示】ABCDE。除去药液或溶剂中热原的方法有吸附法、离子交换法、凝胶滤过法、超滤法、反渗透法等。

第二节 普通注射剂

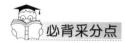

1. 溶液型注射剂药物溶解于适宜溶剂中制成稳定的、可供注射给药的澄清液体制剂,包括**水溶液、胶体溶液和油溶液**。

2. 注射剂在临床上的主要给药方式有**皮内注射、皮下注射、肌内注射以及静脉注射**等。

3. 由于药物配成溶液后的稳定性受到很多因素影响,所以一般提倡临用前配制以保证疗效和减少不良反应,且应注意**pH对注射剂稳定性的影响**。

4. 在临床上的主要给药方式中,当其他给药途径能够达到治疗效果时,应尽量不要**注射给药**。

5. 在临床上的主要给药方式中,应尽量**减少**注射剂联合使用的种类,以避免不良反应和配伍禁忌的出现。

6. 乳状液型注射剂是以**脂溶性药物**为原料,加入乳化剂和注射用水经乳化制成的油/水(O/W)型或复合

（W/O/W）型的可供静脉注射给药的乳状液。

7. 乳状液型注射剂存在贮存稳定性较差、磷脂易氧化降解等缺陷，而经**真空冷冻干燥**后，冻干乳含水量降低（1%～3%），可在真空或保护气条件下长期保存，且不易被氧化。

8. 乳状液型注射剂特点：①乳剂中液滴的分散度很大，药物吸收快、**药效发挥快及生物利用度高**；②减少药物的刺激性及毒副作用；③可增加难溶性药物的溶解度；④静脉注射乳剂，可使药物具有靶向作用，提高疗效。

9. 将不溶性固体药物以微粒状态分散于液体介质中制成的一类供肌内注射用药剂称为**混悬型注射剂**。

10. 药物的结晶状态与粒径大小会影响药物吸收的快慢，**微粉化**可减小颗粒粒径，增加药物溶出速度。

11. 混悬型注射液中原料药物粒径应控制在 15μm 以下，含 15～20μm（间有个别 20～50μm）者，不应超过**10%**。

12. 肌内混悬型注射剂，所用溶剂有水、复合溶剂或油等，容量一般为**2～5mL**。

13. 注射用无菌粉末又称**粉针**，是指药物制成的供临用前用适宜的无菌溶液配制成注射液的无菌粉末或无菌的块状物，可用适宜的注射用溶剂配制后注射，也可用静脉输液配制后静脉滴注。

14. 注射用无菌粉末直接分装制品，是将通过**喷雾干燥法或者灭菌溶剂法**精制所得无菌药物粉末在无菌条件下直接分装所得，主要用于抗生素药品，如青霉素等。

15. 注射用无菌粉末在临用前需经灭菌注射用水或生理盐水等溶解后才可注射，主要适用于水中不稳定药物，尤其是对**湿热敏感的抗生素和生物制品**。

16. 注射用无菌粉末应外形饱满，色泽均一，**多孔性好**，水溶解后能快速恢复冻干前状态。

17. 注射用无菌粉末生产必须在无菌环境中进行，尤其是一些关键工序，如**灌封**等需采用较高的层流洁净措施来确保环境的洁净度。

18. 为了防止注射用无菌粉末吸潮变质，需要检查橡胶塞的密封率，若是铝盖则在压紧后进行**烫蜡**。

19. 注射用浓溶液适用于水溶液中不稳定和（或）水溶液中**溶解度低**的药物。

20. 注射用浓溶液可解决水的引入导致的药物**异构化**或者有关物质增多的问题。

21. 输液是注射液的一种给药形式，也称**大容量注射液**，通常包装于玻璃或塑料的输液瓶或袋中，不含防腐剂或抑菌剂。

22. **电解质输液**用于补充体内水分、电解质，纠正体内酸碱平衡等，如氯化钠注射液、复方氯化钠注射液、乳酸钠注射液等。

23. **胶体输液**是一类与血液等渗的胶体溶液,由于胶体溶液中的高分子不易通过血管壁,可使水分较长时间在血液循环系统内保持,产生增加血容量和维持血压的效果。

24. 胶体输液有**多糖类、明胶类、高分子聚合物**等,如右旋糖酐、淀粉衍生物、明胶、聚维酮等。

25. **抗生素、强心药、升压药**等多种注射液加入输液中静脉滴注,起效迅速,疗效好,且可避免高浓度药液静脉推注对血管的刺激。

26. 输液中如含有大量肉眼看不见的微粒、异物,其对人体的危害是潜在的、长期的,可引起变态反应、热原反应等较大的微粒,可造成**局部循环障碍**,引起血管栓塞。

27. 在输液器中安置**终端过滤器(0.8μm 孔径的薄膜)**,可解决使用过程中微粒污染问题。

28. **糖、脂肪、蛋白质**是人体的三大营养成分,而营养输液就是根据这种需要考虑的,主要有糖的输液、静脉注射脂肪乳剂、复方氨基酸输液等。

29. **氨基酸**是构成蛋白质的成分,也是生物合成激素和酶的原料,在生命体内具有特殊的生理作用。

30. 对于静脉营养,**维生素、微量元素**是不可缺少的，因为它们是某些辅酶的组成部分，在物质代谢中起着重要的作用。

31. 血浆代用液在有机体内有代替血浆的作用，但不能代替**全血**。

32. 对于血浆代用液的质量，除符合注射剂有关质量要求外，代血浆应不妨碍**血型试验**，不妨碍红细胞的携氧功能，在血液循环系统内可保留较长时间，易被机体吸收，不得在脏器组织中蓄积。

历年考题

【A 型题】1. 黄体酮混悬型长效注射剂给药途径是（　　）

　　A. 皮内注射　　　　B. 皮下注射
　　C. 静脉注射　　　　D. 动脉注射
　　E. 椎管内注射

【考点提示】B。黄体酮混悬型长效注射剂通过肌内或皮下注射给药，临床主要用于治疗先兆性流产及辅助生殖中的黄体支持。

【B 型题】（2~4 题共用备选答案）

　　A. 皮内注射　　　　B. 皮下注射
　　C. 动脉注射　　　　D. 静脉注射
　　E. 关节腔注射

2. 用于诊断与过敏试验的注射途径是(　　)
3. 需延长作用时间的药物可采用的注射途径是(　　)
4. 栓塞性微球的注射给药途径是(　　)

【考点提示】A、B、C。皮内注射是将药物注射到真皮中,此部位血管稀且小,吸收差,只用于诊断与过敏试验,注射量在0.2mL以内。一些需延长作用时间的药物可采用皮下注射,如治疗糖尿病的胰岛素。植入剂常植入皮下。栓塞性微球注射于癌变部位的动脉血管内,微球随血流可以阻滞在瘤体周围的毛细血管内,甚至可使小动脉暂时栓塞,即可切断肿瘤的营养供给。

【B型题】(5~6题共用备选答案)

A. 苯妥英钠注射液
B. 维生素C注射液
C. 硫酸阿托品注射液
D. 罗拉匹坦静脉注射乳剂
E. 氟比洛芬酯注射乳剂

5. 处方中含有丙二醇的注射剂是(　　)
6. 处方中含有抗氧剂的注射剂是(　　)

【考点提示】A、B。苯妥英钠是主药,为避免药物溶液水解后析出游离的苯妥英结晶,处方中加入40%丙二醇和10%乙醇作为混合溶媒,以延缓苯妥英钠水解作用。同时为避免药物溶液吸收二氧化碳引起水解,需采用新鲜煮沸并放冷的注射用水溶解。维生素C是主药，显强酸性，由于注射时刺激性大，会产生疼痛，故加碳酸氢钠或碳酸钠，中和部分维生素C成钠盐，以避免疼痛；同时由于碳酸氢钠的加入调节了pH，可增强本品的稳定性。维生素C容易被氧化，依地酸二钠是金属螯合剂，用来络合金属离子，防止药品被氧化。亚硫酸氢钠是还原剂（抗氧剂），可以防止药品被氧化。

第三节 微粒制剂

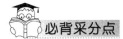

1. 脂质体是指将药物包封于类脂质双分子层内而形成的**微小囊泡**，又称类脂小球、液晶微囊。

2. 单室脂质体球径约**≤25nm**，药物的溶液只被一层类脂质双分子层所包封。

3. 多室脂质体球径约**≤500nm**，药物溶液被几层类脂质双分子层所隔开，形成不均匀的聚集体。

4. 大多孔脂质体直径约**130nm±6nm**，单层状，为细胞的良好模型，比单室脂质体多包封10倍的药物，多用于抗癌药物、酶制剂、锑剂及不耐酸抗生素类药物的载体。

5. 脂质体按其**荷电性**可分为中性脂质体、负电性脂质体、正电性脂质体。

6. **前体脂质体**可预防脂质体之间相互聚集,且更适合包封脂溶性药物。

7. PEG 修饰可增加脂质体的柔顺性和亲水性,从而降低与单核巨噬细胞的亲和力,延长循环时间,称为**长循环脂质体**。

8. 利用在相变温度时,脂质体的类脂质双分子层膜从胶态过渡到液晶态,脂质膜的通透性增加,药物释放速度增大的原理制成**热敏脂质体**。

9. 脂质体由类脂质双分子层膜所构成,其双分子层厚度约为**4nm**。

10. 由于结构上类似生物膜,故脂质体又被称为"**人工生物膜**"。

11. 类脂质膜的主要成分为**磷脂和胆固醇**,而磷脂与胆固醇亦是共同构成细胞膜的基础物质。

12. 磷脂包括天然的卵磷脂、脑磷脂、豆磷脂以及合成磷脂等,均可用作**脂质体双分子层基本材料**。

13. 胆固醇具有调节膜流动性的作用,是脂质体的"**流动性缓冲剂**"。

14. 脂质体的物理性质与**介质温度**有密切关系,当升高温度时脂质体双分子层中疏水链可从有序排列变为无序排列，从而引起一系列变化，如膜的厚度减小，流动性增加等。

15. 脂质体膜可以由两种以上磷脂组成，它们各有特定的**相变温度**，在一定条件下可同时存在不同的相。

16. 酸性脂质如磷脂酸（PA）和磷脂酰丝氨酸（PS）等的脂质体荷负电，含碱基（氨基）脂质如十八胺等的脂质体**荷正电**。

17. 不含离子的脂质体**显电中性**，脂质体表面电性与其包封率、稳定性、靶器官分布及对靶细胞作用有关。

18. 脂质体作为一种具有多种功能的药物载体，可**包封水溶性和脂溶性**两种类型的药物。

19. 脂质体的**双层膜**可以保护一些不稳定的药物，免受体内外环境的影响，在很大程度上提高了药物的稳定性。

20. 脂质体的形态应为**封闭的多层囊状物**，其粒径大小可采用扫描电镜、激光散射法或激光扫描法测定。

21. 包封率=〔脂质体中的药量/（介质中的药量+脂质体中的药量）〕×100%，通常要求脂质体的药物包封率达**80%以上**。

22. **载药量**=〔脂质体中药物量/（脂质体中药量+载体总量）〕×100%。

23. 载药量与药物的性质有关，通常**亲脂性药物**或亲水性药物较易制成脂质体。

24. 脂质体物理稳定性主要用**渗漏率**表示,即在贮存期间脂质体的包封率变化情况。

渗漏率 =（贮存后渗漏到介质中的药量/贮存前包封的药量）×100%

25. 脂质体的靶向性主要由不同部位的**网状内皮系统**决定,主要用于肿瘤的治疗。

26. 脂质体静脉给药后,优先集中于网状内皮组织,主要被**肝、脾**摄取,肌内注射大部分集中于淋巴结中,口服后可到达血管。

27. 脂质体作为**抗肿瘤药物载体**,具有能增加与肿瘤细胞的亲和力、克服耐药性、增加肿瘤细胞对药物的摄取量、减少用药剂量、提高疗效、减少毒副作用的特点。

28. 脂质体是治疗**酶原贮积病**药物的优良载体,其天然靶向性使包封酶类药物的脂质体主要被肝摄取,使某些外源性酶导向累积组织,有利于对酶系统疾病的治疗。

29. 一般脂质体的靶向性主要集中在网状内皮系统,要达到**特异靶向性**,需要在脂质体上结合抗体、糖链或使脂质体在受到热、光及靶器官特定的 pH 作用后才释放药物。

30. 微球是指药物溶解或者分散在高分子材料基质中形成的微小球状实体，属于**基质型骨架微粒**。

31. 微球粒径范围一般为 1~500μm，小的可以是几纳米，大的可达 800μm，其中粒径小于 500nm 通常又称为**纳米球**，属于胶体范畴。

32. 静脉注射给药是**微球被动靶向**的给药方式，主要是通过控制微球的粒径来实现药物的靶向性。

33. 粒径达 **12μm 以上**的微球可暂时或永久地阻滞于毛细血管床。

34. 普通注射微球：**1~15μm** 微球静脉或腹腔注射后，可被网状内皮系统巨噬细胞所吞噬。

35. 栓塞性微球一般粒径较大，视栓塞部位不同，粒径大小可以 **30~800μm** 不等。

36. 磁性微球：在制备微球过程中将**磁性微粒**包入其中，用空间磁场在体外定位，使其具有靶向性。

37. 静脉注射的微球，粒径小于 1.4μm 者全部通过肺循环，7~14μm 的微球主要停留在肺部，而 **3μm 以下**的微球大部分在肝、脾停留。

38. 微球粒径大小分布检测方法有**显微镜法**、电子显微镜法、激光散射法和库尔特计数法等。

39. 微球粒径分布的表示法有质量分布、体积分布、**数目分布**等。

40. 微球粒径的分布还可以采用**跨度（Span）**评价，其定义公式如下。

$$\text{Span} = (D_{90\%} - D_{10\%})/D_{50\%}$$

式中，$D_{90\%}$、$D_{10\%}$、$D_{50\%}$分别指一定体积百分率的微球的粒径，Span越大，粒径分布越广。

41. 除药物与基质发生不可逆结合外，载药量可看成是微球的**含药量**。

42. 通常微球的载药量比脂质体高，白蛋白微球中水溶性药物的含量可达冷冻干燥载体重量的**35%**，水不溶性药物使用微型混悬或乳化方法也可达到高的载药量。

43. 残留在微球中的有机溶剂可以导致**毒副作用**，需控制微球中残留的有机溶剂量。

44. 微球体外释放度目前常用的方法有**连续流动系统**、动态渗析系统、桨法等。

45. 药物在微球中的**分散状态**可直接影响到微球的形态、载药量以及体内外释放情况和疗效。

46. 抗肿瘤药物制成**微球制剂**，可提高药物对肿瘤细胞的靶向性，使药物主要浓集在肿瘤部位，长时间滞留缓慢释放，延长药效的同时减少全身毒副作用。

47. 微球载药量有限，对**用药量大**的药物不易制成微球注射剂。

48. 微囊系指将固态或液态药物（称为囊心物）包裹在天然的或合成的高分子材料（称为囊材）中而形成的微小囊状物，称为微型胶囊，简称微囊，粒径在 **1~250μm**。

49. 粒径在 0.1~1μm 之间的称为亚微囊，粒径在 10~100nm 之间的称为**纳米囊**。

50. 制备微型胶囊的过程简称为微囊化，这种技术称为**微型包囊技术**。

51. 微囊可以进一步制成片剂、胶囊、注射剂等制剂，用微囊制成的制剂称为**微囊化制剂**。

52. 易氧化药物β-胡萝卜素、易水解药物阿司匹林，制成微囊化制剂后能够在一定程度上避免光线、湿度和氧的影响，防止药物的分解，提高药物的**化学稳定性**。

53. 挥发油等制成微囊能够防止其挥发，提高了制剂的**物理稳定性**。

54. 微囊形态应为**圆球形或类球形**的密封囊状物，可以采用光学显微镜、电子显微镜观察形态并提供照片。

55. 微囊中所含药物的重量百分率称为**载药量**，一般通过溶剂提取法测定药量，载药量可通过下式计算：

$$微囊的载药量 = \frac{微囊内的药量}{微囊的总重量} \times 100\%$$

56. 对处于液态介质中的微囊，可采用离心或滤过等方法分离微囊，再计算载药量和**包封率**，包封率可由下式计算：

$$包封率 = \frac{微囊内的药量}{微囊内封药量 + 介质中的药量} \times 100\%$$

57. 为了有效控制微囊中药物的释放规律、起效部位，必须进行**释放速率**的测定。

58. **囊心物**可以是固体，也可以是液体。

59. 通常将主药与附加剂混匀后进行**微囊化**，亦可先将主药单独微囊化，然后再加入附加剂。

60. **天然高分子囊材**是最常用的囊材与载体材料，稳定、无毒、成膜性好。

61. **半合成高分子囊材**多系纤维素衍生物，如羧甲基纤维素、醋酸纤维素酞酸酯，其特点是毒性小、黏度大、成盐后溶解度增大。

62. 囊材相同时，药物在介质中的溶解度愈小，释放愈**慢**。

63. 常用囊材形成的**囊壁释药速率**依次如下：明胶＞乙基纤维素＞苯乙烯－马来酸酐共聚物＞聚酰胺。

64. 囊膜材料和厚度相同时，微囊粒径越**小**，表面积越大，释药越快。

65. 释放介质的pH或离子强度通常会影响囊壁的

溶解或降解速度，因而会影响**释药速率**。

66. 纳米乳系由**油、水、乳化剂和助乳化剂**组成，具有各向同性、外观澄清的热力学稳定体系。

67. 纳米乳粒径大多**小于100nm**，在一定条件下可自发形成，无须外力做功。

68. **亚微乳**乳滴粒径在 100～1000nm 范围，其稳定性介于纳米乳与普通乳之间，热压灭菌时间太长或两次灭菌会分层。

69. 纳米粒的粒径在**10～100nm** 范围，药物可以溶解、包裹于高分子材料中形成载体纳米粒。

70. 纳米粒可分为骨架实体型的纳米球和**膜壳药库型的纳米囊**。

历年考题

【X型题】属于脂质体质量要求的控制项目有（　　）
A. 形态、粒径及其分布　　B. 包封率
C. 载药量　　　　　　　　D. 稳定性
E. 磷脂与胆固醇比例

【考点提示】ABCD。脂质体的粒径大小及其分布、包封率、载药量和稳定性等可直接影响脂质体在体内的分布与代谢，最终影响疗效及毒副作用，因此需要密切关注并加以严格控制。选项 E 是脂质体的成分。

第四节 其他注射剂

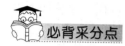

必背采分点

1. 最早期的生物技术药物主要是一些蛋白或多肽类分子,也被称为**生物工程药物**。

2. 由于多肽和蛋白质分子在溶液中的稳定性与**溶液的 pH**密切相关,所以在制剂研究中需要选择最能保证蛋白稳定性的溶液 pH 范围及缓冲体系。

3. 组成蛋白质的部分氨基酸易被氧化,可加入**蔗糖**等稳定剂,也可以加入 EDTA 等螯合剂抑制氧化发生。

4. 为防止蛋白的变性,可以在制剂中添加少量的**表面活性剂分子**,如吐温 80 等。

5. 中药注射剂的处方组成分为**单方和复方**,处方宜少而精,可以是有效成分、有效部位、净药材等。

6. 处方设计的目的是为了解决药用成分的溶解性、制剂稳定性及生理适应性等问题,应尽量依照**种类少、含量低、质量优**的原则。

7. 中药注射剂由于受其原料的影响,允许有一定的**色泽**,但同一批号成品的色泽必须保持一致,在不同批号的成品之间,应控制在一定的色差范围内。

第六章 皮肤和黏膜给药途径制剂与临床应用

第一节 皮肤给药制剂

必背采分点

1. 皮肤给药途径制剂分为局部作用的传统制剂和**现代经皮给药系统**。

2. 皮肤疾病急性期表现以红色斑丘疹、红肿和水疱为主,可伴有不同程度的**水肿和渗出**。

3. 皮肤疾病急性期**无渗液**时,用洗剂或粉雾剂,有安抚、冷却、止痒及蒸发作用,可改善皮肤的血液循环,消除患处的肿胀与炎症。

4. 皮肤疾病急性期不能使用**糊剂及软膏剂**,因为会阻滞水分蒸发,增加局部的温度,使皮疹加剧。

5. 皮肤疾病急性期有**大量渗液**时,用溶液湿敷促使其炎症消退,如3%硼酸洗剂有散热、消炎、清洁作用。

6. 皮肤疾病亚急性期若皮肤糜烂,有少量渗液时,可选择**外用糊剂**;如有皮损呈丘疹或小片增厚无渗液时,可选择乳膏剂、洗剂与软膏剂。

7. 皮肤疾病亚急性期有**痂皮**时先涂以软膏剂软化后拭去,再外用药物更易吸收。

8. 皮肤疾病慢性期**浸润增厚**为主时,可选用乳膏剂及软膏剂。

9. 皮肤疾病慢性期苔藓样变为主时,可选用软膏剂、酊剂等,其中**酊剂**既能保护滋润皮肤,还能软化附着物,促使药物渗透到皮肤深部而起作用。

10. **溶液型软膏剂**为原料药物溶解(或共熔)于基质或基质组分中制成的软膏剂;混悬型软膏剂为原料药物细粉均匀分散于基质中制成的软膏剂。

11. 乳膏剂由于基质不同,可分为**水包油型(O/W型)**乳膏剂和油包水型(W/O型)乳膏剂。

12. 根据基质的不同,糊剂可分为含水凝胶性糊剂和**脂肪糊剂**。

13. 软膏剂、乳膏剂与糊剂具有**热敏性和触变性**的特点。

14. 热敏性反映遇热熔化而流动;触变性反映施加外力时**黏度降低**,静止时黏度升高,不利于流动。

15. **软膏剂基质**可分为油脂性基质和水溶性基质。

16. 常用的**油脂性基质**有凡士林、石蜡、液状石蜡、硅油、蜂蜡、硬脂酸、羊毛脂等。

17. 水溶性基质主要有**聚乙二醇、卡波姆、甘油、明胶**等。

18. 软膏剂可根据需要加入**抗氧剂、防腐剂、保湿剂、透皮促进剂**等附加剂。

19. 乳膏剂主要组分有**水相、油相和乳化剂**。

20. 常用的油相基质有**硬脂酸**、石蜡、蜂蜡、高级脂肪醇、凡士林、液状石蜡、植物油等。

21. 乳膏剂可根据需要加入保湿剂、抑菌剂、增稠剂、抗氧剂及**透皮促进剂**等。

22. 油脂性基质软膏剂**忌用于**糜烂渗出性及分泌物较多的皮损。

23. 水溶性基质软膏剂多用于润湿及**糜烂创面**，也常用作腔道黏膜给药途径制剂。

24. 软膏剂、乳膏剂应在外用后多加揉擦，对局限性苔藓化肥厚皮损可采用**封包疗法**，以促进药物吸收，提高疗效。

25. 对广泛性皮损，药物的浓度应适当**减低**，以免发生刺激现象。

26. 糊剂不宜用于毛发较长较多处，如必须使用，应剪去毛发或在糊剂中加入**20%软皂**，也不宜于渗液较多处使用。

27. 凝胶剂根据分散系统可分为单相凝胶与**两相凝胶**,单相凝胶又可分为水性凝胶与油性凝胶。

28. 水性凝胶基质一般由水、甘油或丙二醇与纤维素衍生物、卡波姆和海藻酸盐、**西黄蓍胶**、明胶、淀粉等构成。

29. 油性凝胶基质由液状石蜡与聚乙烯或脂肪油与胶体硅或铝皂、锌皂等构成。在临床上应用较多的是**水性凝胶剂**。

30. 混悬型凝胶剂中胶粒应分散均匀,不应**下沉**、**结块**。

31. 凝胶剂是常用于无渗出的急性、慢性皮肤损害的外用制剂,如加入**维甲酸**制成的凝胶,可用于治疗银屑病、痤疮等疾病。

32. 皮肤破损处**不宜使用**凝胶剂。

33. 用于完整皮肤表面,能将药物输送透过皮肤进入血液循环系统起全身作用的贴剂称为**透皮贴剂**。

34. 贴剂的局限性:①由于起效慢,不适合要求起效快的药物。②大面积给药,可能会对皮肤产生**刺激性和过敏性**。③存在皮肤的代谢与贮库作用。④药物吸收的个体差异和给药部位的差异较大。

35. 贴剂通常由含有活性物质的**支撑层**和背衬层以

及覆盖在药物释放表面上的保护层组成。

36. **背衬层**主要由不易渗透的铝塑复合膜、玻璃纸、尼龙或醋酸纤维素等材料制成,用来防止药物的挥发和流失。

37. 药物贮库层是由厚为 **0.01~0.7mm** 的聚乙烯醇或聚醋酸乙烯酯或其他高分子材料制成的一层膜。

38. 控释膜具有一定的**渗透性**,利用其渗透性和膜的厚度可以控制药物的释放速率,是透皮贴剂的关键组成部分。

39. 胶黏膜由无刺激性和无过敏性的黏合剂组成,如**天然树胶、合成树脂**等。

40. 按结构不同,贴剂可分为三种:黏胶分散型、周边黏胶骨架型与**贮库型**。

41. 一些天然与合成的高分子材料都可以作为**聚合物骨架材料**,如疏水性的聚硅氧烷与亲水性的聚乙烯醇。

42. 贴剂中的控释膜可分为均质膜和**微孔膜**。

43. **压敏胶**有聚异丁烯类、聚丙烯酸类和硅橡胶类三类。

44. 贴膏剂包括凝胶贴膏(原巴布膏剂或凝胶膏剂)和**橡胶膏剂**。

45. 凝胶膏剂系指原料药物与适宜的亲水性基质混

匀后涂布于背衬材料上制成的贴膏，常用基质有**聚丙烯酸钠**、羧甲基纤维素钠、明胶、甘油和微粉硅胶等。

46. 橡胶膏剂系指原料药物与橡胶等基质混匀后涂布于背衬材料制成的贴膏剂，常用基质有橡胶、热可塑性橡胶、松香、松香衍生物、凡士林、羊毛脂和**氧化锌**等。

47. 与橡胶膏剂相比，**凝胶膏剂**具有良好的皮肤生物相容性、透气性、无致敏性及刺激性、载药量大、释药性能好、血药浓度平稳、使用方便以及生产过程不使用有机溶剂的特点。

48. 贴膏剂禁用于**急性、亚急性炎症**及糜烂渗出性皮肤病以及水疱、结痂和溃疡性病变等。多毛部位不宜使用。

49. **搽剂**具有收敛、保护、镇痛、杀菌等作用。

50. 起镇痛、抗刺激作用的搽剂，多用**乙醇**作为分散介质，使用时用力揉搓，可增加药物的渗透性。

51. 起保护作用的搽剂多用**油、液状石蜡**为分散介质，搽用时有润滑作用，无刺激性。

52. 搽剂在贮藏时，乳状液若出现油相与水相分离，经**振摇**后应能重新形成乳状液。

53. 涂剂大多为**含甘油溶液**，甘油能使药物滞留于口腔、喉部的黏膜，有滋润作用，对喉头炎、扁桃体炎等起辅助治疗作用，如复方碘涂剂。

54.涂剂大多为消毒或消炎药物的甘油溶液，也可用**乙醇、植物油**等作溶剂。

55.涂膜剂系指原料药溶解或分散于**含有膜材料溶剂**中，涂搽患处后形成薄膜的外用液体制剂。

56.涂膜剂一般用于无渗出液的**损害性皮肤病**等。

57.**洗剂**系指含原料药的溶液、乳状液、混悬液，供清洗或涂抹无破损皮肤或腔道用的液体制剂。

历年考题

【A型题】关于外用制剂临床适应证的说法，错误的是( )

A. 冻疮软膏适用于中度破溃的冻疮、手足皲裂的治疗

B. 水杨酸乳膏忌用于糜烂或继发性感染部位的治疗

C. 氧化锌糊剂适用于有少量渗出液的亚急性皮炎、湿疹的治疗

D. 吲哚美辛软膏适用于风湿关节炎、类风湿关节炎的治疗

E. 地塞米松涂剂适用于神经性皮炎、慢性湿疹、扁平苔藓的治疗

【考点提示】A。冻疮软膏适用于轻度未破溃的冻疮、手足皲裂的治疗。水杨酸乳膏用于治疗手、足癣及体、股癣,忌用于糜烂或继发性感染部位。氧化锌糊剂具有保护、收敛作用,适用于有少量渗出液的亚急性皮炎、湿疹。吲哚美辛具有消炎止痛作用,用于风湿性关节炎、类风湿关节炎、痛风等。地塞米松涂剂用于神经性皮炎、慢性湿疹、扁平苔藓、局限性硬皮病等。

第二节 黏膜给药制剂

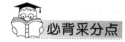

必背采分点

1. 按照黏膜给药的部位,**黏膜给药制剂**可分为吸入制剂、眼用制剂、直肠黏膜给药制剂、阴道黏膜给药制剂、口腔黏膜给药制剂、鼻用制剂、耳用制剂。

2. 吸入液体制剂包括吸入溶液、吸入混悬液、吸入用溶液(需稀释后使用的浓溶液)或吸入用粉末(需溶解后使用的粉末),吸入液体制剂使用前其pH应在**3~10**。

3. **直肠黏膜给药制剂**系指药物经肛门给药,经直肠黏膜吸收发挥局部或全身治疗作用的制剂,如栓剂、灌肠剂。

4. **溶液型气雾剂**：药物（固体或液体）溶解在抛射剂中，形成**均匀溶液**，喷出后抛射剂挥发，药物以固体或液体微粒状态达到作用部位。

5. **混悬型气雾剂**：药物（固体）以微粒状态分散在抛射剂中，形成**混悬液**，喷出后抛射剂挥发，药物以固体微粒状态达到作用部位。

6. **乳剂型气雾剂**：药物溶液和抛射剂按一定比例混合形成 O/W 型或 W/O 型乳剂。O/W 型乳剂以泡沫状态喷出，因此又称为**泡沫气雾剂**。

7. 按给药途径分类，气雾剂分为**吸入气雾剂、非吸入气雾剂**。

8. 二相气雾剂一般指溶液型气雾剂，由**气-液**两相组成。

9. 气相是由抛射剂所产生的蒸气，液相为药物与抛射剂所形成的**均相溶液**。

10. 三相气雾剂指**混悬型和乳剂型**气雾剂，由气-液-固、气-液-液三相组成。

11. 定量气雾剂可通过使用定量阀门准确控制药物剂量，而非定量气雾剂阀门则使用**连续阀**。

12. 气雾剂的缺点：①若患者无法正确使用，就会造成**肺部剂量较低**和（或）不均一；②通常不是呼吸触动，即使吸入技术良好，肺部沉积量通常较低；③阀门系统对药物剂量有所限制，无法递送大剂量药物；④大多数现有的 MDIs 没有剂量计数器。

13. **抛射剂**一般可分为氯氟烷烃（俗称氟利昂，已不用）、氢氟烷烃、碳氢化合物及压缩气体四大类。

14. **氢氟烷烃**是目前最有应用前景的类氯氟烷烃的替代品，主要为 HFA–134a（四氟乙烷）和 HFA–227（七氟丙烷）。

15. 碳氢化合物抛射剂虽然稳定、毒性不大、密度低及沸点较低，但**易燃、易爆**，不宜单独应用，常与其他抛射剂合用。

16. 在混合溶剂中各溶剂达到一定比例时，药物的溶解度出现极大值，这种现象称为潜溶，这种混合溶剂称为**潜溶剂**。

17. 常与水形成潜溶剂的有乙醇、丙二醇、甘油和**聚乙二醇**等。

18. 喷雾剂按内容物组成分为溶液型、乳状液型或混悬型。按给药定量与否，喷雾剂还可分为定量喷雾剂和**非定量喷雾剂**。

19. 喷雾剂的特点：①药物呈**细小雾滴**，能直达作用部位，局部浓度高，起效迅速；②给药剂量准确，给药剂量比注射或口服小，因此毒副作用小；③药物呈雾状直达病灶，形成局部浓度，可减少疼痛，且使用方便。

20. 溶液型喷雾剂的药液应**澄清**；乳状液型喷雾剂的液滴在液体介质中应分散均匀；混悬型喷雾剂应将药物细粉和附加剂充分混匀、研细，制成稳定的混悬液。

21. 喷雾剂用于呼吸系统疾病或经呼吸道黏膜吸收治疗全身性疾病，药物是否能达到或留置在肺泡中，亦或能否经黏膜吸收，主要取决于**雾粒的大小**。

22. 喷雾剂对肺的局部作用，其雾化粒子以 **3～10μm** 大小为宜，若要迅速吸收发挥全身作用，其雾化粒径最好为 1～5μm 大小。

23. 喷雾剂多为临时配制而成，**保存时间不宜过久**，否则容易变质；吸入剂因肺部吸收干扰因素较多，往往不能充分吸收。

24. 吸入粉雾剂系指微粉化药物或与载体以胶囊、泡囊或多剂量贮库形式，采用特制的干粉吸入装置，由患者**主动吸入**雾化药物至肺部的制剂。

25. 与吸入气雾剂相比，吸入粉雾剂具有以下优点：①患者主动吸入药粉，不存在给药协同配合困难，但操作要求较高；②无抛射剂，可避免对环境的污染和对呼吸道的刺激；③药物可以胶囊或泡囊形式给药，剂量准确；④一般不含防腐剂及乙醇等，对病变黏膜无刺激性，但应关注处方原辅料对肺泡的损伤和过敏性；⑤给药剂量大，尤其适用于**多肽和蛋白质类药物**的给药。

26. 非吸入粉雾剂系指药物或与载体以**胶囊或泡囊**形式，采用特制的干粉给药装置，将雾化药物喷至腔道黏膜的制剂。

27. **外用粉雾剂**系指药物或与适宜的附加剂灌装于特制的干粉给药器具中，使用时借助外力将药物喷至皮肤或黏膜的制剂。

28. 粉雾剂顺应性好，特别适用于**原需进行长期注射治疗**的患者。

29. 吸入粉雾剂中药物粒度大小应控制在**10μm以下**，其中大多数应在5μm以下。

30. 吸入粉雾剂中微细粒子应采用**空气动力学评价方法**进行控制。

31. 眼用液体制剂也可以**固态形式**包装，另备溶剂，在临用前配成溶液或混悬液。

32. 滴眼液中可加入**调节渗透压**、pH、黏度以及增加药物溶解度和制剂稳定性的辅料，所用辅料不应降低药效或产生局部刺激。

33. 除另有规定外，滴眼剂、洗眼剂和眼内注射溶液应与**泪液**等渗。

34. 多剂量眼用制剂一般应加入适宜的**抑菌剂**，尽量选用安全风险小的抑菌剂,产品标签应标明抑菌剂种类和标示量。

35. 眼用制剂贮存应密封避光,启用后最多可用**4周**。

36. 常用的缓冲液有**磷酸盐缓冲液**、硼酸缓冲液、硼酸盐缓冲液。

37. 一般眼用溶液剂渗透压在相当于**0.8%~1.2%**氯化钠浓度范围内即可。

38. 滴眼剂处于低渗溶液时应调整**成等渗溶液**,但因治疗需要也可采用高渗溶液,而洗眼剂则应要求等渗。

39. 调整渗透压的附加剂常用的包括**氯化钠、葡萄糖、硼酸、硼砂**等。

40. 眼用液体制剂属多剂量剂型,要保证在使用过程中始终保持无菌,必须添加适当的**抑菌剂**。

41. 若单一的抑菌剂效果不理想,可采用**复合抑菌剂**增强抑菌效果,如少量的依地酸钠能增强其他抑菌剂对铜绿假单胞菌的抑制作用,适用于眼用液体制剂。

42. 常用的调整黏度附加剂包括**甲基纤维素、聚乙二醇、聚维酮、聚乙烯醇**等。

43. 若同时使用眼膏剂和滴眼剂需先使用**滴眼剂**。

44. 栓剂因施用腔道的不同,分为**直肠栓、阴道栓、尿道栓**。

45. 直肠栓为**圆锥形或圆柱形**等；阴道栓为鸭嘴形、球形或卵形等；尿道栓一般为棒状。

46. **阴道膨胀栓**系指含药基质中插入具有吸水膨胀功能的内芯后制成的栓剂；膨胀内芯系以脱脂棉或黏胶纤维等经加工、灭菌制成。

47. **局部作用的栓剂**药物通常不需要吸收，将栓剂置入直肠或乙状结肠内，药物与直肠或结肠黏膜密切接触，并在病灶维持较高的药物浓度，可以起到滑润、收敛、抗菌消炎、杀虫、止痒、局麻等作用。

48. 栓剂作用于全身的主要途径是**直肠栓**，通过与直肠黏膜接触发挥镇痛、镇静、兴奋、扩张支气管和血管、抗菌等作用，如吗啡栓、苯巴比妥钠栓等。

49. 栓剂基质主要分**油脂性基质和水溶性基质**两大类。

50. **半合成或全合成脂肪酸甘油酯**基质具有适宜的熔点，不易酸败，为目前取代天然油脂的较理想栓剂基质。

51. 搓捏法适宜于脂肪型基质小量制备；冷压法适宜于大量生产脂肪性基质栓剂；**热压法**适宜于脂肪性基质和水溶性基质栓剂的制备。

52. 在栓剂基质中加入适量的**表面活性剂**，往往能增加药物的亲水性，尤其对覆盖在直肠黏膜壁上的连续的水性黏液层有胶溶、洗涤作用，并造成有孔隙的表面，从而增加药物的穿透性。

53. 阴道栓用来治疗妇科炎症。阴道栓是一种外观类似球形、卵形或鸭嘴形供塞入阴道的固体，重量一般为**3~5g**，熔点与体温接近。

54. 直肠栓常用于治疗痔疮，是一种外观似圆锥形或鱼雷形的固体，熔点与体温接近，塞入后能迅速**熔化、软化或溶解**，产生局部和全身的治疗作用。

55. 因尿道栓剂可引起轻微的**尿道损伤和出血**，故应用抗凝治疗者应慎用。

56. 口腔用液体制剂是用于**口腔、咽喉**清洗、消炎的液体制剂，具有清洗、防腐、去臭、杀菌、消毒及收敛等作用，如复方硼砂漱口液。

57. **口腔贴片**系指贴于口腔，药物溶出经黏膜吸收后起局部或全身作用的片剂，如硫酸吗啡颊贴片。

58. 口腔用喷雾剂是用于口腔舌下发挥局部或全身作用的一类**气溶胶制剂**，如硝酸甘油舌下喷雾剂。

59. 含片按崩解时限检查法检查时不应在10分钟内全部崩解或溶化，按需要可加入矫味剂、芳香剂和着色剂；舌下片在**5分钟内**全部崩解或溶化。

60. 口腔用喷雾剂向口腔喷射时，必须尽量**屏住呼吸**，不要将药液吸入。

61. 鼻用液体制剂也可以**固态形式**包装，配套专用溶剂,在临用前配成溶液或混悬液。

62. 一部分药物可经嗅觉神经绕过血-脑屏障直接进入脑组织,有利于**中枢神经系统疾病**的治疗。

63. 除另有规定外,**多剂量水性介质鼻用制剂**应当添加适宜浓度的抑菌剂。

64. 鼻用粉雾剂中药物及所用附加剂的粉末粒径大多应在**30~150μm**之间。

65. 鼻用气雾剂和鼻用喷雾剂喷出后的雾滴粒子绝大多数应**不大于10μm**。

66. 水性介质的鼻用制剂应调节**pH与渗透压**。

67. **耳用制剂**可分为耳用液体制剂(滴耳剂、洗耳剂、耳用喷雾剂等)、耳用半固体制剂(耳用软膏剂、耳用乳膏剂、耳用凝胶剂、耳塞等)、耳用固体制剂(耳用散剂、耳用丸剂等)。

68. 用于伤口或手术前使用的耳用制剂应无菌,除另有规定外,应不含抑菌剂,并以**单剂量**供应。

69. 在滴耳剂中加入**溶菌酶、透明质酸酶**等,可液化分泌物,促进药物分散,加速肉芽组织再生。

70. 新霉素具有**耳毒性**,如耳部有皮肤破损或鼓膜穿孔,药液易被吸收,长期使用可能引起神经性耳聋,应禁止长时间使用。

皮肤和黏膜给药途径制剂与临床应用 第六章

历年考题

【A型题】1. 既可以通过口腔给药，又可以通过鼻腔、皮肤或肺部给药的剂型是(　　)

A. 口服液　　　　　B. 吸入制剂
C. 贴剂　　　　　　D. 喷雾剂
E. 粉雾剂

【考点提示】D。本题考点是喷雾剂的给药方式。喷雾剂是指原料药物或与适宜辅料填充于特制的装置中，使用时借助手动泵的压力或其他方法将内容物呈雾状物释出，用于肺部吸入或直接喷至腔道黏膜及皮肤等的制剂。

【A型题】2. 关于口腔黏膜给药特点的说法，错误的是(　　)

A. 无全身治疗作用　　B. 起效快
C. 给药方便　　　　　D. 适用于急症治疗
E. 可避开肝脏首关效应

【考点提示】A。口腔黏膜给药制剂系指通过口腔黏膜吸收发挥局部或全身治疗作用的制剂。特点有：①起效快，适用于急症的治疗。②口腔黏膜具有较强的对外界刺激的耐受性，不易损伤，修复功能强。③给药方便，可随时进行局部调整，患者顺应性高。④口腔黏膜处的酶活性较低，可避开肝脏首关效应及胃肠道的破坏。

⑤既可治疗局部病变，又可发挥全身治疗作用。

【A型题】3. 质量要求中需要进行微细粒子剂量检查的制剂是（　　）

　　A. 吸入制剂　　　　B. 眼用制剂
　　C. 栓剂　　　　　　D. 口腔黏膜给药制剂
　　E. 耳用制剂

【考点提示】A。吸入气雾剂的特殊质量要求：①吸入气雾剂的微细粒子剂量应采用空气动力学特性测定法进行控制。②定量气雾剂应进行递送剂量均一性检查，评价气雾剂罐内和罐间的剂量均一性。罐内剂量均一性必须采集各吸入剂标示次数的前、中、后撤次的释药样本。③定量气雾剂标签中应标明总撤次、每撤主药含量、临床最小推荐剂量的撤数；如有抑菌剂，应标明名称。

【B型题】（4~6题共用备选答案）

　　A. 硫柳汞　　　　　B. 亚硫酸氢钠
　　C. 甘油　　　　　　D. 聚乙烯醇
　　E. 溶菌酶

4. 在耳用制剂中，可作为抗氧剂的是（　　）

5. 在耳用制剂中，可作为溶剂的是（　　）

6. 在耳用制剂中，可液化分泌物，促进药物分散的是（　　）

皮肤和黏膜给药途径制剂与临床应用　第六章

【考点提示】B、C、E。一般常以水、乙醇、甘油为溶剂;也有以丙二醇、聚乙二醇、己烯二醇为溶剂。抗氧剂有依地酸二钠、亚硫酸氢钠等。如在滴耳剂中加入溶菌酶、透明质酸酶等,可液化分泌物,促进药物分散,加速肉芽组织再生。

【B型题】(7~9题共用备选答案)

　　A. 黏附力　　　　　　　B. 装量差异
　　C. 递送均一性　　　　　D. 微细粒子剂量
　　E. 沉降体积比

7. 单剂量包装的鼻用固体或半固体制剂应检查的是(　　)

8. 定量鼻用气雾剂应检查的是(　　)

9. 混悬型滴鼻剂应检查的是(　　)

【考点提示】B、C、E。混悬型滴鼻剂应作沉降体积比检查;单剂量包装的鼻用固体或半固体制剂应做装量差异检查;定量鼻用气雾剂、鼻用喷雾剂及多剂量贮库型鼻用粉雾剂应做递送剂量均一性检查。

【X型题】10. 需用无菌检查法检查的吸入制剂有(　　)

　　A. 吸入气雾剂　　　　　B. 吸入喷雾剂
　　C. 吸入用溶液　　　　　D. 吸入粉雾剂
　　E. 吸入混悬液

189

【考点提示】 BCE。吸入喷雾剂和吸入液体制剂应为无菌制剂。吸入液体制剂包括吸入溶液、吸入混悬液、吸入用溶液（需稀释后使用的浓溶液）或吸入用粉末（需溶解后使用的粉末），吸入液体制剂使用前其 pH 应在 3~10。

第七章　生物药剂学与药物动力学

第一节　药物体内过程的基本原理

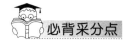

1. 通常某个过程的动力学是指**该过程的速度规律**，可用微分形式 dX/dt 表示，这里 t 表示时间，是自变量；X 表示随时间改变的因变量，dX/dt 则表示因变量 X 随时间变化的动态过程。

2. 根据变化速率 dX/dt 与 X 之间的关系，常分为**零级动力学、一级动力学、二级动力学**等。

3. 一级动力学就是通常说的**线性动力学**，目前临床上应用的大多数小分子药物，其体内的吸收、分布、代谢、排泄过程都遵循一级动力学特征，即大多数药物在临床应用时具有线性动力学特征，因此线性动力学是多种药动学模型的主要假设和客观存在。

4. **药物动力学**简称药动学，又称药代动力学。

5. 药物动力学是应用动力学原理和**数学方法**，研究药物在体内的吸收、分布、代谢、排泄等过程的速度规律的科学。

6. 药动学研究体内药物浓度（主要是血药浓度，多指血浆药物浓度）的时间过程，体现在**血药浓度－时间曲线**上，反映了药物在体内的速度过程。

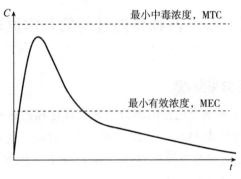

血药浓度－时间曲线

7. 血药浓度只有达到**MEC**，才会发挥药物效应；但当浓度达到 MTC 时，药物对机体会发生毒副作用。

8. 根据不同假设或药物在体内动力学过程的不同特征，药动学模型主要分为**房室模型**、统计矩模型（又称非房室分析）、非线性药物动力学模型、生理药物动力学模型、群体药物动力学模型、药动学/药效学模型等。

9. **速率常数**用来描述体内各过程的快慢，它是药动学的特征参数。

10. 药物的 K 值有改变表明消除器官的功能有变化，肝、肾功能低下时 K 值**减小**，此时用药应注意剂量调整。

11. 生物半衰期指体内药量或血药浓度降低一半所需要的时间，常以 $t_{1/2}$ 表示，单位是"时间"，如分钟、小时等。

12. **表观分布容积**是体内药量与血药浓度间的一个比例常数，用"V"表示，其单位通常是"体积"或"体积/千克体重"，如 L、mL 或 L/kg、mL/kg，后者考虑了体重与分布容积的关系。

13. 清除率又称为**体内总清除率**，常用"Cl"表示。

14. *Cl* 是表示从血液或血浆中清除药物的速率或效率的药动学参数，即机体在单位时间内清除的含有药物的血浆体积。

15. **总清除率**等于总的消除速度与血药浓度之比，计算公式如下。

$$Cl = \frac{dX_E/dt}{C}$$

式中，dX_E/dt 为来自各种途径的总的药物消除速度，C 为血浆药物浓度。

16. 总清除率与消除速率常数 k 和表观分布容积 V

之间的关系如下。

$$Cl = kV$$

17. 清除率也是重要的药动学特征参数,对某一正常个体,清除率是一定的(常数),当机体的肝脏或肾脏功能出现障碍时,Cl 会**变小**,用药时应注意剂量调整。

18. 膜转运是药物**吸收、分布和排泄**中的重要过程。

19. 毛细血管壁、胃肠道黏膜、鼻黏膜、肺泡、肾小球和肾小管壁、血-脑屏障和胎盘屏障等均由单层或多层细胞组成,其转运机制与**细胞膜**相似。

20. 生物膜主要由**类脂质、蛋白质和少量糖类**所组成。

21. **被动转运**是物质从高浓度区域向低浓度区域的转运。

22. 滤过细胞膜上存在**膜孔**,大多数膜孔孔径约0.4nm,肾小球与毛细血管内皮的细胞膜孔径较大。

23. 简单扩散生物膜为**类脂双分子层**,脂溶性药物可以溶于脂质膜中,容易穿过细胞膜。

24. **载体转运**由载体介导,生物膜中的蛋白质具有载体的作用。

25. 药物通过生物膜转运时,借助载体或酶促系统,可以从膜的低浓度一侧向高浓度一侧转运,这种过程称为**主动转运**。

26. 易化扩散又称**中介转运**，是指一些物质在细胞膜载体的帮助下，由膜的高浓度一侧向低浓度一侧转运的过程。

27. 生物膜具有一定的流动性，它可以通过主动变形、膜凹陷吞没液滴或微粒，将某些物质摄入细胞内或从细胞内释放到细胞外，此过程称**膜动转运**。

28. 细胞通过膜动转运摄取液体称为胞饮，摄取的是微粒或大分子物质称吞噬，大分子物质从细胞内转运到细胞外称为**胞吐**。

29. 膜动转运是**蛋白质和多肽**的重要吸收方式，并且有一定的部位特异性（如蛋白质在小肠下段的吸收最为明显）。

历年考题

【A 型题】某药稳态分布容积 V_{ss} 为 198L，提示该药（　　）

A. 与血浆蛋白结合率较高

B. 主要分布在血浆中

C. 广泛分布于器官组织中

D. 主要分布在红细胞中

E. 主要分布在血浆和红细胞中

【考点提示】C。稳态分布容积远远高于体液体积,说明药物组织分布广泛。

第二节 药物的吸收

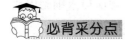

1. 大多数药物的最佳吸收部位是<u>十二指肠或小肠上部</u>,药物可以通过被动扩散途径吸收,小肠也是药物主动转运吸收的特异性部位。

2. 大肠长约1.7m,黏膜上没有绒毛,<u>有效吸收表面积比小肠小得多</u>,药物吸收也差。

3. 结肠是治疗结肠疾病的释药部位,**多肽类药物**可以结肠作为口服的吸收部位。

4. 直肠血管丰富,是<u>栓剂给药</u>的吸收部位。

5. 人每日分泌的胃液量为1.5~2.5L。胃液的pH为1左右,有利于<u>弱酸性药物</u>吸收。

6. 从胃排出的酸性液到了十二指肠后,与胰腺分泌的胰液(pH7.6~8.2)中的碳酸氢根离子中和,小肠的pH较胃液高得多,通常为5~7,有利于<u>弱碱性药物</u>的吸收。

7. <u>主动转运的药物</u>是在特定部位由载体或酶促系统

进行吸收的，一般不受消化道 pH 变化的影响。

8. 肠液中含有**胆盐**，能增加难溶性药物的溶解，可提高药物的吸收速率和程度。

9. 胃肠道黏膜上黏液中含有的**黏蛋白**有可能与药物结合，而影响药物的吸收。

10. 胃蠕动可使食物和药物充分混合，同时有分散和搅拌作用，使与胃黏膜充分接触，有利于胃中药物的吸收，同时将内容物向**十二指肠**方向推进。

11. 肠的运动可促进固体制剂进一步崩解，使之与**肠液充分混合溶解**，增加已溶解的药物与吸收黏膜表面的接触，有利于药物的吸收。

12. **胃排空**的快慢对药物在消化道中的吸收有一定影响。

13. 胃排空速率随胃内容物体积的增大而**增大**。

14. 当胃中充满内容物时，对**胃壁**产生较大的压力，胃所产生的张力也大，因而促进胃排空。

15. 由消化道上皮细胞吸收的药物经循环系统转运至身体各部位，循环系统的循环途径和其流量的大小都对药物吸收及**血药浓度**产生影响。

16. 药物进入体循环前的降解或失活称为**"首关代谢"**或**"首关效应"**。

17. 药物的**首关效应越大**，药物被代谢越多，其血药浓度也越小,药效受到明显的影响。

18. 在胃的吸收中,**血流量**可影响胃的吸收速度,服药同时饮酒,药物吸收量可能增加。

19. 通常药物在消化道的吸收主要通过毛细血管向循环系统转运,淋巴系统转运几乎可忽略,因为淋巴液的流速比血流小得多,为血流的**1/500～1/200**。

20. 食物中的脂肪能加速淋巴液流动,使药物经淋巴系统的**转运量**增加。

21. 食物影响药物吸收的因素有:①食物要**消耗胃肠内水分**,使胃肠道内的体液减少,固体制剂的崩解、药物的溶出变慢;②食物的存在增加胃肠道内容物的黏度,妨碍药物向胃肠道壁的扩散,使药物吸收变慢;③延长胃排空时间;④食物(特别是脂肪)促进胆汁分泌,能增加一些难溶性药物的吸收量;⑤食物改变胃肠道pH,影响弱酸弱碱性药物吸收;⑥食物与药物产生物理或化学相互作用,影响吸收。

22. **胃蛋白酶和胰蛋白酶**消化食物,也可降解多肽与蛋白类药物,使它们口服无效。

23. **脂肪酶**会影响以脂肪或蜡类为基质的制剂中药物的释放。

24. 胃肠道上皮细胞膜是药物被动扩散吸收的屏障,通常**脂溶性大**的药物易于透过细胞膜,且未解离的分子型药物比离子型药物易于透过细胞膜,因此胃肠道内已溶解药物的吸收速度常会受非解离型药物的比例及非解离型药物脂溶性大小的影响。

25. 通常**弱酸性药物**在胃液中几乎完全不解离,故有较好的吸收;弱碱类药物在胃液中解离程度高,吸收差。

26. 根据里宾斯基五规则,药物脂水分配系数的对数值应为正数,而且小于**5(lgP<5)**,才比较合适。

27. 固体药物制剂必须经**崩解**,药物溶解释放后才可能被吸收。

28. 对一些难溶性药物或溶出速度很慢的药物,药物从固体制剂中的溶解释放很慢,其吸收过程往往受药物溶出速度所限制,**溶出速度**成为影响药物吸收的主要原因。

29. 药物粒子越**小**,则与体液的接触面积越大,药物的溶出速度增大,吸收也加快。

30. 化学结构相同的药物,由于结晶条件不同,可得到数种晶格排列不同的晶型,这种现象称为**多晶型**。

31. **一般稳定型**的结晶焓值最小、熔点高、溶解度小、溶出速度慢。

32. 降压药**尼群地平**有3种晶型,分别为Ⅰ、Ⅱ、Ⅲ。

33. 晶型Ⅲ的生物利用度最高,是晶型Ⅰ的**1.7**倍。

34. 某种药物带有溶剂而构成的结晶称为**溶剂化物**。

溶剂为水则称为水合物，不带水的称为无水物。

35. 多数情况下在水中的溶解度和溶解的速度是以**水合物＜无水物＜有机溶剂化物**的顺序增加。

36. 一般认为口服剂型药物生物利用度的顺序为：**溶液剂＞混悬剂＞胶囊剂＞片剂＞包衣片**。

37. 影响溶液中药物吸收的因素有**溶液的黏度**、渗透压、络合物的形成、胶团的增溶作用及化学稳定性等。

38. 乳剂中的**油脂**可以促进胆汁分泌，有助于难溶性药物的溶解和吸收。

39. 油脂性物质可通过淋巴系统转运吸收，有利于提高**抗肿瘤药物**的治疗效果。

40. 混悬剂中难溶性药物颗粒的粒径在**0.1～1mm**时，其吸收速度受到溶出速度的限制。

41. 胶囊剂的药物吸收优于片剂。**硬胶囊壳**对药物的释放有10～20分钟延缓作用。

42. 胶囊中的药物颗粒未受到冲压，口服后药物颗粒直接分散于胃肠液中，药物溶于胃肠液的速率比**片剂**高。

43. 通常药物的溶出度和扩散速度与黏度呈**反比**关系，因而制剂的黏度往往会影响药物的吸收。

44. 分子络合物是由弱的结合力，如氢键，连结各组分所组成,如该络合物在生物体液中能大量溶解,则两个组分间的作用是**可逆的**。

45. 络合物中被络合的药物是以**不能被吸收**的形式存在的,使药物的有效浓度比总浓度低,但络合作用是可逆的,药物与络合物间存在平衡。

46. 物理吸附作用包括从溶液中将药物分子除去并转移到"**活性**"固体的表面,溶液中药物与被吸附药物间常存在着平衡关系。

47. 当表面活性剂浓度达到临界胶束浓度以上时,由于形成**胶团**使溶液中游离的药物浓度降低,可使药物吸收速度变小。

48. 当胶团中的药物能迅速分配到溶液中,转变成**游离药物**,则药物的吸收不受影响。

49. 有些难溶性或溶解慢的药物用**微粉化原料**制成制剂,可以产生较快或更完全吸收。

50. 一般认为常用的辅料几乎是**没有生理活性**的,辅料的选用原则多半是考虑对主药的稳定性及剂型的成型性的影响。

51. 生物药剂学分类系统(BCS)Ⅰ类药物的溶解度和渗透性均**较大**,药物的吸收通常是很好的,只要处方中没有显著影响药物吸收的辅料,通常无生物利用度问题,易于制成口服制剂。

52. BCS Ⅱ类药物的**溶解度较低**，药物的溶出是吸收的限速过程，可通过增加溶解度和溶出速度的方法，改善药物的吸收。

53. BCS Ⅲ类药物有较低的渗透性，生物膜是吸收的屏障，药物的跨膜转运是药物吸收的限速过程，可能存在主动转运和**特殊转运**过程。

54. BCS Ⅳ类药物的溶解度和渗透性均较低，可考虑采用**微粒**给药系统靶向给药，或制备前体药物改善药物溶解度或（和）渗透性。

55. 除关节腔内注射及局部麻醉药外，注射给药一般产生**全身作用**。

56. 静脉注射药物直接进入血液循环，无吸收过程，**生物利用度为100%**。

57. 肌内注射可以是溶液剂、混悬剂或乳剂，所用溶剂有水、复合溶剂或油等，容量一般为**2~5mL**。

58. **长效注射剂**常是油溶液或混悬剂，注射后在局部形成贮库，缓慢释放药物达到长效目的。

59. 皮内注射是将药物注射到真皮中，此部位血管稀且小，吸收差，只用于诊断与过敏试验，注射量在**0.2mL以内**。

60. 影响注射给药吸收的因素主要有注射部位的**生理因素**、药物理化性质、制剂处方组成等。

61. 药物的理化性质能影响药物的吸收，分子量很大的药物难以通过毛细血管的内皮细胞膜和毛细血管壁的细孔，只能以**淋巴系统**为主要吸收途径。

62. 各种注射剂中药物的释放速率按以下次序排列：**水溶液＞水混悬液＞油溶液＞O/W型乳剂＞W/O型乳剂＞油混悬液**。

63. 吸入给药能产生局部或全身治疗作用，剂型有吸入气雾剂、供雾化用的液体制剂和**吸入粉雾剂**等。

64. 巨大的肺泡表面积、丰富的毛细血管和极小的**转运距离**，决定了肺部给药的迅速吸收，吸收后的药物直接进入血液循环，不受肝首关效应的影响。

65. 影响肺部药物吸收的因素有生理因素、药物的理化性质和**制剂因素**。

66. 鼻黏膜给药的优点有：①鼻黏膜内的丰富血管和鼻黏膜的渗透性大有利于吸收；②**可避开肝脏首关效应**、消化道黏膜代谢和药物在胃肠液中的降解；③某些药物吸收程度和速度有时可与静脉注射相当；④鼻腔内给药方便易行。

67. 鼻腔主要吸收部位**鼻中隔**和鼻甲黏膜表面分布着一层具纤毛的柱状上皮细胞，药物渗透性能高，吸收快。

68. 口腔黏膜给药可发挥局部或全身治疗作用，口腔黏膜吸收能够避免胃肠道中的**酶解和酸解**作用，也可避开肝脏的首关效应。

69. 口腔黏膜舌下给药的主要缺点是易受**唾液冲洗**作用影响，保留时间短。

70. 药物可以通过细胞内和**细胞间**两种途径透过口腔黏膜。

71. **亲水性药物**由于分配系数小，很难透过细胞脂质屏障，只能通过细胞间亲水性孔道。由于细胞间质表面积小，渗透路径曲折，药物渗透速度较低，吸收较慢。

72. 与小肠黏膜相比，直肠黏膜无绒毛，褶皱也少，**液体量低**，吸收面积较小（200～400cm^2）。

73. 药物经直肠吸收主要有两条途径：一条是通过直肠上静脉，经门静脉**入肝**，再转运至全身；一条是通过直肠中、下静脉和肛管静脉进入下腔静脉，绕过肝而直接进入血液循环。

74. 栓剂引入直肠的**深度**影响药物的吸收，距肛门口 2cm 处给药生物利用度远高于距肛门口 4cm 处给药。

75. 阴道黏膜上皮受月经周期影响而发生周期性变化，对药物经阴道黏膜吸收有很大影响。特别是**水溶性药物**，受月经周期影响导致吸收波动性大，重现性差。

76. 阴道给药制剂多为**局部作用**，如阴道栓剂、膜剂、凝胶剂、泡腾片剂、气雾剂。

77. **角膜渗透**是眼局部用药的有效吸收途径，药物与角膜表面接触并渗入角膜，进一步进入房水，经前房到达虹膜和睫状肌，药物主要被局部血管网摄取，发挥局部作用。

78. 药物经**结膜**吸收，并经巩膜转运至眼球后部，球结膜和巩膜的渗透性能比角膜强，药物在吸收过程中可经结膜血管网进入体循环。

79. 角膜上皮对于大多数亲水性药物是扩散限速屏障，亲脂性很高的药物又难以透过实质层，因此药物分子需具有适宜的**亲水亲油性**才容易透过角膜。

80. 角膜上皮层是一个有效的屏障，损伤的角膜使得**药物通透性增大**，可能造成局部过高浓度，导致不良反应的发生。

81. 眼膏可能的缺点是，如果药物在油脂性基质中的溶解度大于角膜上皮层，药物就不容易进入角膜内，另外油脂性基质不易与**泪液**混合，因而妨碍药物的吸收。

82. 一般眼膏的吸收**慢于**水溶液及水混悬液。

83. 正常眼能耐受相当于**0.8%~1.2%** NaCl 溶液的渗透压。

84. 高渗溶液容易导致泪液分泌**增加**，从而使药物损失的比例提高，影响其生物利用度。

85. 等渗和低渗溶液对流泪无明显影响，但低渗溶液易引发**角膜组织膨胀**而引起疼痛。

86. 应用到皮肤上的药物,先从制剂中释放到皮肤表面,溶解的药物分配进入角质层,扩散通过角质层到达活性表皮,继续扩散到达**真皮**,被毛细血管吸收进入血液循环。

87. 药物渗透通过皮肤进入血液循环的主要途径是通过角质层和活性表皮进入真皮,被毛细血管吸收进入血液循环,即**表皮途径**。

88. 药物通过皮肤附属器的速度比表皮途径快,但皮肤附属器在皮肤表面所占的面积约为**0.1%**,因此不是药物经皮吸收的主要途径。

89. 身体各部位皮肤渗透性的大小为**阴囊＞耳后＞腋窝区＞头皮＞手臂＞腿部＞胸部**。

90. 不同个体相同解剖部位皮肤的渗透性可能相差很大,同一个体药物经皮渗透速率亦随身体部位而异,这种渗透性的差异主要是由于角质层厚度及**附属器密度**不同引起。

历年考题

【A型题】1. 大部分药物在胃肠道中最主要的吸收部位是(　　)

A. 胃　　　　　　　　B. 小肠

C. 盲肠　　　　　　　D. 结肠

E. 直肠

【考点提示】B。大多数药物的最佳吸收部位是十二指肠或小肠上部，药物可以通过被动扩散途径吸收，小肠也是药物主动转运吸收的特异性部位。

【B 型题】（2~3 题共用备选答案）

A. 其他类药
B. 生物药剂学分类系统（BCS） I 类药物
C. 生物药剂学分类系统（BCS） IV 类药物
D. 生物药剂学分类系统（BCS） III 类药物
E. 生物药剂学分类系统（BCS） II 类药物

2. 具有低溶解度、高渗透性，可通过增加溶解度和溶出速度的方法来改善吸收的药物是(　　)

3. 具有高溶解度、高渗透性，只要处方中没有显著影响药物吸收的辅料，通常口服时无生物利用度问题的药物是(　　)

【考点提示】E、B。BCS I 类药物的溶解度和渗透性均较大，药物的吸收通常是很好的，只要处方中没有显著影响药物吸收的辅料，通常无生物利用度问题，易于制成口服制剂。BCS II 类药物的溶解度较低，药物的溶出是吸收的限速过程，可通过增加溶解度和溶出速度的方法，改善药物的吸收。BCS III 类药物有较低的渗透性，生物膜是吸收的屏障，药物的跨膜转运是药物吸收的限速过程,可能存在主动转运和特殊转运过程。BCS Ⅳ类药物的溶解度和渗透性均较低,可考虑采用微粒给药系统靶向给药,或制备前体药物改善药物溶解度或(和)渗透性。

第三节 药物的分布、代谢和排泄

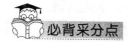

1. 药物的脂溶性、分子量、**解离度**以及与蛋白质结合能力等理化性质显著影响药物的体内分布。

2. 药物分布是可逆的过程,当药物对某些组织有很强的亲和性时,药物从该组织中返回血液循环的速度比进入该组织的速度慢,连续应用时该组织中的药物浓度逐渐升高,这种现象称为**蓄积**。

3. 吸收的药物向体内各组织分布是通过**血液循环**进行的。

4. 除了中枢神经系统外,药物穿过毛细血管壁的速度快慢主要取决于**血液循环的速度**,其次为毛细血管的通透性。

5. 药物与血浆蛋白结合是**可逆**过程,有饱和现象,游离型和结合型之间存在着动态平衡关系。

6. 血浆药物浓度通常指血浆中的药物总浓度,即包括游离药物与结合药物,但药物的疗效取决于其**游离型浓度**。

7. 药物与血浆蛋白**可逆性**结合,是药物在血浆中的一种贮存形式,能降低药物的分布与消除速度,使血浆中游离型药物保持一定的浓度和维持一定的时间。

8. 与蛋白质结合的药物和血浆中的全部药物的比例,称**血浆蛋白结合率**。血浆中游离药物浓度和血浆蛋白总浓度是影响血浆蛋白结合率的重要因素。

9. 药物与蛋白结合除了受药物的理化性质、给药剂量、**药物与蛋白质的亲和力**及药物相互作用等因素影响外,还与动物种差、性别差异、年龄、生理和病理状态有关。

10. 微粒的粒径大小影响它的体内分布,大于 $7\mu m$ 的粒子被**肺毛细血管**滞留,小于 $7\mu m$ 的粒子则大部分被肝和脾中的单核 - 巨噬细胞摄取。

11. 血液循环与淋巴循环构成体循环,**淋巴系统**是组织液的总汇,淋巴循环起始于毛细淋巴管,毛细淋巴管汇合成小淋巴管,继而汇合成大淋巴管。

12. 淋巴循环可使药物不通过肝脏从而避免**首关效应**。

13. 脂肪和蛋白质等大分子物质转运依赖**淋巴系统**。

14. 毛细淋巴管的管径不规则,大小为毛细血管的 **2~5倍**,为一层上皮细胞覆盖的薄壁细管。

15. 静脉注射时药物进入血液,由毛细血管进入组织液,其后进入淋巴管。药物需要经过血管壁和淋巴管壁两个屏障,其透过性能取决于**孔径较小的血管壁**。

16. 血液与脑组织之间存在屏障,脑组织对外来物质有选择地摄取的能力称为**血-脑屏障**。

17. 血-脑屏障的作用在于**保护中枢神经系统**,使其具有稳定的化学环境。

18. 血-脑屏障包括以下三种屏障:①从血液中直接转运至脑内的血-脑屏障;②从血液转运至脑脊液的血-脑脊液屏障;③通过脑脊液转运至脑内的**脑脊液-脑屏障**。

19. 药物的亲脂性是药物透过**血-脑屏障**的决定因素。

20. 药物向中枢神经系统的转运,取决于在 **pH7.4** 时的分配系数大小,而分配系数又受解离度影响。

21. 药物从脑脊液向血液中排出,主要通过**蛛网膜绒毛滤过方式**进行。

22. 蛛网膜绒毛具有较大孔隙,药物通过这种孔隙的滤过并没有特别的制约。另一条排出途径为**从脑脊液经脉络丛的主动转运机制**进入血液。

23. 胎血与母血不直接流通，由胎盘绒毛膜板无数绒毛的绒毛上皮和毛细血管内皮细胞形成的薄膜相隔。此膜具有一般生物膜特性，并具有**代谢和内分泌**功能。

24. 母体循环系统的药物能穿过**胎盘和胎膜**影响胎儿。

25. 受孕后的**3～12周**是胎儿器官形成期，对药物损害敏感，易影响器官形成，引致器官畸形，故孕妇用药应特别慎重。

26. 胎盘转运机制包括**被动转运和主动转运**。

27. 大部分药物以**被动转运**通过胎盘。

28. 非解离型药物脂溶性**越大**越易透过。大分子水溶性药物则难以透过。

29. 糖类通过有载体参与的促进扩散机制转运至胎盘内，K^+、Na^+、氨基酸等化合物通过**主动转运机制**进入胎儿体内。

30. 药物在体内吸收、分布的同时可能伴随着化学结构上的转变，这就是药物的代谢过程，药物代谢又称**生物转化**。

31. 药物代谢的主要部位是在**肝脏**，含有大部分代谢活性酶，由于它的高血流量，使它成为一个最重要的代谢器官。

32. 除肝脏以外，**胃肠道**亦是常见的代谢部位。

33. 参加药物代谢反应的酶系通常分为微粒体酶系和非微粒体酶系两类，前者主要存在于**肝脏**，后者除肝脏外也存在于血液及其他组织。

34. 哺乳动物肝微粒体中存在一类氧化反应类型极为广泛的氧化酶系，称为肝微粒体混合功能氧化酶系统或称**细胞色素 P450 酶系**。

35. 细胞色素 P450 催化反应可发生在体内不同的组织器官，但最重要的器官是**肝脏**。

36. 药物代谢第Ⅰ相反应是**引入官能团的反应**，通常是脂溶性药物经氧化、还原、水解和异构化，引入羟基、氨基或羧基等极性基团。

37. 药物代谢第Ⅱ相反应是**结合反应**，含极性基团的原型药物或第Ⅰ相反应生成的代谢产物与机体内源性物质结合生成结合物，增加药物的极性和水溶性，有利于药物的排泄。

38. 某些化学物质能提高肝药酶活性，增加自身或其他药物的代谢速率，此现象称**酶诱导**。

39. 具有酶诱导作用的物质称为**酶诱导剂**。

40. 氯霉素具抑制肝微粒体酶的作用，能抑制甲苯磺丁脲的代谢，引起**低血糖昏迷**。

41. 药物的**肾排泄**是指肾小球滤过、肾小管分泌和肾小管重吸收的总和。

42. 肾小管分泌是将药物转运至尿中的排泄过程，主要发生在**近曲小管**。

43. 肾小管分泌是**主动转运过程**，可分两类，即有机酸转运系统和有机碱转运系统，分别转运弱酸性药物和弱碱性药物。

44. 人体每天流过肾脏的血液为**1700～1800L**，滤过的水的绝大部分（约99%）被重吸收，机体的必需成分和药物等也能被重吸收。

45. 维生素 A、D、E、B_{12} 及性激素、甲状腺激素，以及这些药物的代谢产物都有从**胆汁**排泄。

46. 成年人一昼夜分泌的胆汁为**800～1000mL**。

历年考题

【A型题】1. 苯巴比妥与避孕药合用可引起（　　）
  A. 苯巴比妥代谢减慢　　B. 避孕药代谢加快
  C. 避孕效果增强　　　　D. 镇静作用增强
  E. 肝微粒体酶活性降低

【考点提示】B。苯巴比妥属于肝药酶诱导剂，与避孕药合用可引起避孕药代谢加快。

【A型题】2. 主要通过药酶抑制作用引起药物相互作用的联合用药是（　　）

A. 氯霉素＋甲苯磺丁脲
B. 阿司匹林＋格列本脲
C. 保泰松＋洋地黄毒苷
D. 苯巴比妥＋布洛芬
E. 丙磺舒＋青霉素

【考点提示】A。酶抑制剂可使合用的其他药物代谢减慢，血药浓度提高，药理作用增强，有可能出现不良反应，如氯霉素具抑制肝微粒体酶的作用，能抑制甲苯磺丁脲的代谢，引起低血糖昏迷。

【A型题】3. 药品代谢的主要部位是（　　）

A. 胃　　　　　　B. 肠
C. 脾　　　　　　D. 肝
E. 肾

【考点提示】D。药物代谢的主要部位是在肝脏，它含有大部分代谢活性酶，由于它的高血流量，使它成为一个最重要的代谢器官。

第四节　药物动力学模型及应用

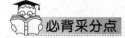

1. **单室模型药物**静脉注射给药后，药物很快随血液

分布到机体各组织、器官中并达到平衡。静脉注射给药单室模型示意图如下：

$$X_0 \longrightarrow \boxed{X(t), V} \xrightarrow{k}$$

图中，X_0 为给药剂量，X 为 t 时体内药量，V 为表观分布容积，k 为消除速率常数。

2. 静脉注射给药后，体内药物的消除速度与体内药量成**正比**：

$$\frac{\mathrm{d}X}{\mathrm{d}t} = -kX$$

式中，$\mathrm{d}X/\mathrm{d}t$ 为药物的消除速度，负号表示体内药量 X 随时间 t 减少。

3. 除药物本身的特性外，患者的生理及病理状况也能影响药物的<u>半衰期</u>，肾功能不全或肝功能受损者，均可使半衰期延长。

4. 以血药浓度为纵坐标、时间为横坐标绘制出的曲线为血药浓度－时间曲线，该曲线与横坐标轴之间的面积称为**血药浓度－时间曲线下面积**（简称药－时曲线下面积）。

5. 静脉滴注（又称静脉输注）是以**恒定速度**向血管内给药的方式。

6. 单室模型静脉滴注给药时，在滴注时间 T 之内，以恒定速度 k_0（单位时间滴注药物的量）增加体内药

量,同时又以一级速度过程从体内消除;滴注完毕,体内则只有<u>消除过程</u>。单室模型静脉滴注给药示意图如下:

$$k_0 \longrightarrow \boxed{X(t), V} \xrightarrow{k}$$

图中,k_0 为单位时间滴注药物的量,X 为 t 时体内药量,V 为表观分布容积,k 为消除速率常数。

7. 在<u>单室模型静脉滴注</u>时,药物浓度在达到稳态之前均小于 C_{ss},因此任一时间 t 的 C 值可用稳态血药浓度 C_{ss} 的某一分数表示,即达稳(坪)分数 f_{ss},计算公式为:

$$f_{ss} = 1 - e^{-kt}$$

k 越大,f_{ss} 趋近于 1 越快,达到 C_{ss} 越快,这说明药物的半衰期越短,到达 C_{ss} 越快。

8. 药物达到稳态的快慢(速度)由<u>药物消除速率常数 k 或半衰期 $t_{1/2}$ 决定</u>,与静脉滴注的速度 k_0 无关。

9. 临床上常将药物的有效治疗浓度设定为稳态血药浓度,但药物接近稳态浓度一般需要<u>4~5 个半衰期</u>。

10. 在临床应用中为了能迅速达到或接近稳态血药浓度 C_{ss} 以便快速发挥药效,在静脉滴注开始时往往需要静脉注射一个<u>负荷剂量</u>,同时联合静脉滴注来维持 C_{ss}。

11. **负荷剂量**亦称为首剂量,常用X_0^*表示。
$$X_0^* = C_{ss}V$$

12. 单室模型血管外给药时,血管外给药存在**吸收过程**,即药物先进入吸收部位,然后逐渐进入血液循环,同时伴有消除过程。单室模型血管外给药示意图如下:

$$X_0 \longrightarrow \boxed{X_a(t)} \xrightarrow{Fk_a} \boxed{X(t), V} \xrightarrow{k}$$

图中,X_0为给药剂量,F为吸收系数(表示口服等血管外给药的吸收分数,即生物利用度,$0 \leq F \leq 1$),X_a为t时刻吸收部位的药量,k_a为吸收速率常数,X为t时体内药量,k为消除速率常数。

13. 吸收速率常数反映了**药物吸收进入体循环的快慢**,k_a越大,吸收越快。

14. 吸收快慢可以用**吸收半衰期**$t_{1/2(a)}$表示:

$$t_{1/2(a)} = \frac{0.693}{k_a}$$

15. 吸收半衰期表示**药物吸收一半需要的时间**,$t_{1/2(a)}$越长,表示吸收越慢。

16. 由于清除率是表示机体对药物消除能力的参数,主要由肝脏代谢和肾排泄能力决定,与药物吸收没有关系,因此血管外给药的总清除率的计算与静脉注射相同,仍然等于消除速率常数与表观分布容积的乘积,即 ***Cl = kV***。

17. 单室模型血管外给药后时间从**零至无穷大**的 AUC 计算公式为：

$$AUC = \frac{FX_0}{kV}$$

18. **AUC** 是反映血管外给药吸收程度最主要的药动学参数，药物及制剂的生物利用度是基于 AUC 进行计算的。

19. 双室模型药物静脉注射后，首先进入中央室并在中央室达到分布平衡，同时发生与周边室之间的可逆转运（分布），药物从**中央室**进行消除。双室模型静脉注射给药示意图如下：

$$X_0 \rightarrow \boxed{\begin{array}{c}\text{中央室}\\X_\text{C}, V_\text{C}\end{array}} \underset{k_{21}}{\overset{k_{12}}{\rightleftarrows}} \boxed{\begin{array}{c}\text{周边室}\\X_\text{p}, V_\text{p}\end{array}}$$

$$\downarrow k_{10}$$

图中，X_0 为静脉注射给药剂量，X_C 为中央室的药量，X_p 为周边室的药量，V_C 为中央室分布容积，V_p 为周边室分布容积，k_{12} 为药物从中央室向周边室转运的一级速率常数，k_{21} 为药物从周边室向中央室转运的一级速率常数，k_{10} 为药物从中央室消除的一级速率常数。

20. 双室模型药物**血药浓度与时间**的关系为：

$$C = \frac{X_0\ (\alpha - k_{21})}{V_\text{C}\ (\alpha - \beta)} \cdot \mathrm{e}^{-\alpha t} + \frac{X_0\ (k_{21} - \beta)}{V_\text{C}\ (\alpha - \beta)} \cdot \mathrm{e}^{-\beta t}$$

简化后为:

$$C = Ae^{-\alpha t} + Be^{-\beta t}$$

α称为分布速率常数或快配置速率常数,β称为消除速率常数或慢配置速率常数。α和β分别代表两个指数项,即**药物体内分布相（α相）**和**消除相（β相）**的特征。

21. 双室模型静脉注射$\lg C - t$曲线如下图所示,由于双室模型药物不能迅速在全身达到分布平衡,从中央室分布到周边室并达到平衡需要一定的时间,且此分布过程同时伴随消除过程,因此在图中体现为<u>分布相曲线的下降速率要大于消除相的下降速率</u>,即α>β,导致双室模型静脉注射的$\lg C - t$曲线表现为较明显的"<u>下凹</u>"特征。

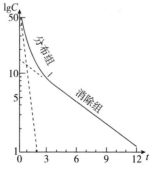

双室模型静脉注射$\lg C - t$曲线

22. 双室模型药物以**血管外途径给药**时，药物首先通过胃肠道或肌肉等吸收之后，才能进入中央室，然后进行分布和消除。血管外给药的双室模型示意图如下：

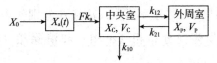

图中，X_0 为给药剂量，F 为吸收分数，X_a 为吸收部位的药量，X_C 为中央室内药物量，X_p 为周边室内药物量，V_C 为中央室分布容积，V_p 为周边室分布容积，k_a 为吸收速率常数，k_{12} 为药物从中央室向周边室转运的速率常数，k_{21} 为药物从周边室向中央室转运的速率常数，k_{10} 为药物从中央室消除的速率常数。

23. 在重复给药时，如果连续两次给药的时间间隔大于**7个药物半衰期**，则在下次给药前体内药物已经消除完全，药物在体内的经时过程与单剂量给药相同。

24. 如果药物的给药间隔时间较短或者药物的半衰期较长，下次给药前体内药物尚未完全消除，体内药量在重复给药后逐渐**蓄积**。

25. 单室模型药物连续静脉注射**多次**，其血药浓度－时间曲线如图所示：

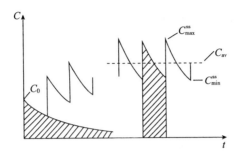

单室模型重复静脉注射给药的血药浓度 - 时间曲线

26. 单室模型静脉注射多剂量给药时,每次静脉给药时(即每次给药后经过的时间 $t=0$ 时),药物浓度均为该次给药的最大浓度(C_{max});经过一个时间间隔 τ 后,药物浓度达到该次给药的**最小浓度**(C_{min})。

27. 重复给药后的血药浓度 - 时间关系,可在单剂量给药后的血药浓度 - 时间方程式中,在每一个指数项乘以相应的**多剂量函数**即可。

28. **血管外重复给药**的血药浓度与时间的关系为:
$$C_n = A\ (re^{-kt} - r_a e^{-k_a t})$$
$$C_n = \frac{k_a F X_0}{V\ (k_a - k)} \left(\frac{1-e^{-nkt}}{1-e^{kt}} e^{-kt} - \frac{1-e^{nk_a t}}{1-e^{k_a t}} e^{-k_a t} \right)$$

血管外给药的公式中含有**吸收相和消除相**,公式中具有吸收速率常数 k_a 以及吸收分数 F,其余参数或字母的含义与静脉注射多剂给药相同。

29. 临床上多次口服给药是很常见的给药方式,其血药浓度-时间曲线如图所示:

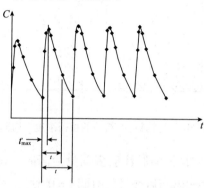

多次口服给药的血药-浓度时间曲线

从上图中可见,不同于多次静脉注射中每次给药时($t=0$)的药物浓度最大,**多次口服给药中每次给药时($t=0$)的浓度等于上次给药后的最小浓度**,随着时间延长,药物浓度逐渐增至最大,达到该给药间隔内的最大浓度(C'_{max}),对应时间为达峰时(t'_{max})。

30. 多次口服给药与多次静脉注射类似,多次口服给药后经历一个给药间隔 τ 时的药物浓度**最低**。

31. 在多次给药过程中,随着给药次数 n 的增加,药物浓度逐渐升高,C_{max} 和 C_{min} 也逐渐**增大**。

32. 当给药次数足够多时,C_{max} 和 C_{min} 不再变化,药物浓度在两者之间有规律地波动,此时达到稳态,药物浓度为稳态血药浓度或称为**坪浓度**,通常简写为 C_{ss} 或 C_∞,稳态时的最大和最小浓度常分别简写成 C_{max}^{ss} 和 C_{min}^{ss}。

33. 与一定剂量下单次静脉滴注的稳态血药浓度是一个**定值不同**,多次给药的稳态药物浓度具有一个浓度范围,随时间在 C_{max}^{ss} 和 C_{min}^{ss} 之间周期性变化。

34. 平均稳态血药浓度的定义:重复给药达**稳态**后,在一个给药间隔时间内,药 - 时曲线下面积除以给药间隔时间 τ 的商值,常用符号"C_{av} 或 $\overline{C_{ss}}$"表示。

$$C_{av} = \frac{\int_0^\tau C_{ss}dt}{\tau}$$

35. $\int_0^\tau C_{ss}dt$ 是达稳态时,在一个给药间隔范围内(即 $0\to\tau$)血药浓度曲线下的**面积**。

36. 药物多次给药达到稳态后,血药浓度在一定范围内波动,其波动程度通常可以用**波动度(DF)**表示。

37. **波动度**是指稳态时峰浓度 C_{max}^{ss} 与谷浓度 C_{min}^{ss} 之差对平均稳态血药浓度的百分比,即:

$$DF = \frac{C_{max}^{ss} - C_{min}^{ss}}{C_{av}} \times 100\%$$

38. 多次静脉注射的**波动度**可以表示为:

$$DF = k\tau \times 100\%$$

式中,k 是药物的消除速率常数,τ 是给药时间间隔,可见 DF 随着给药间隔的增大而**增大**。

39. 对于治疗窗比较大的抗生素类药物,较大的峰浓度对早期杀菌和抑制耐药性的产生都有益处,在总剂量和 C_{av} 一定的情况下,可以选择**较大给药间隔**的给药方案。

40. 不同药物在体内蓄积程度不同,蓄积程度用**蓄积系数(R)**表示。

41. 蓄积系数又称**蓄积因子**或积累系数,可以表示为稳态最小血药浓度 C_{min}^{ss} 与第一次给药后的最小血药浓度 $(C_1)_{min}$ 的比值:

$$R = \frac{C_{min}^{ss}}{(C_1)_{min}}$$

42. 当药物消除具有非线性药动学特征时,在较高剂量时的表观消除速率常数比低剂量时的要**小**,因此不能根据低剂量时的动力学参数预测高剂量下的血药浓度。

43. 一旦消除过程在高浓度下达到饱和,则血药浓度会**急剧增大**;当血药浓度下降到一定值时,药物消除速度与血药浓度成正比,表现为线性动力学特征。

44. 非线性药动学过程通常用**米氏方程**来表征。其方程式如下:

$$-\frac{dC}{dt} = \frac{V_m \cdot C}{K_m + C}$$

45. 血药浓度–时间曲线下面积（时间从零到无限大）定义为药–时曲线的**零阶矩**。

$$AUC = \int_0^\infty C\mathrm{d}t$$

46. 药–时曲线的**一阶矩**定义为时间与血药浓度的乘积–时间曲线下的面积（$AUMC$），即以 $t \cdot C$ 对 t 作图，所得的曲线下面积。

$$AUMC = \int_0^\infty tC\mathrm{d}t$$

47. 药物在体内的 **MRT** 等于其一阶矩和零阶矩的比值，即：

$$MRT = \frac{AUMC}{AUC}$$

48. 在线性药物动力学中，零阶矩 AUC 和给药剂量成**正比**，它是一个反映药物进入体内的量的函数。

49. 一阶矩 $AUMC$ 与零阶矩 AUC 的比值得到 MRT，MRT 代表了药物在体内的平均滞留时间的长短，是一个反映**速度**的函数。

50. 当给药方式为**口服**等血管外给药（ni）时，其平均滞留时间 MRT_{ni} 为：

$$MRT_{ni} = \frac{1}{k_a} + \frac{1}{k}$$

药学专业知识（一）

历年考题

【B 型题】（1~2 题共用备选答案）

A. 零阶矩　　　　　　B. 平均稳态血药浓度

C. 一阶矩　　　　　　D. 平均吸收时间

E. 平均滞留时间

1. 用于计算生物利用度的是(　　)

2. 静脉注射时，能反映药物在体内消除快慢的是(　　)

【考点提示】A、E。血药浓度－时间曲线下面积定义为药－时曲线的零阶矩，可用于计算生物利用度。平均滞留时间能反映药物在体内消除快慢。

第五节　给药方案设计与个体化给药

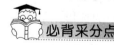

1. 对于<u>**治疗指数小**</u>的药物，要求血药浓度的波动范围在最小中毒浓度与最小有效浓度之间，由于患者的吸收、分布、消除的个体差异常常影响血药浓度水平，因而需要制定个体化给药方案。

2. 对于在治疗剂量即表现出<u>**非线性动力学特征**</u>的药

物，剂量的微小改变可能会导致治疗效果的显著差异，甚至会产生严重毒副作用，此类药物也需要制定个体化给药方案。

3. 给药方案设计和调整，常常需要进行**血药浓度监测**。

4. 当给药间隔 $\tau = t_{1/2}$ 时，药物按一定剂量多次给药后，体内药物浓度经 **5~7** 个半衰期达到稳态水平。

5. 根据体内**稳态药量** $X = FX_0/k\tau$，则 $X = 1.44FX_0$，药物在体内不会造成很大积累。

6. 在多次给药总药剂量相同情况下，当 $\tau > t_{1/2}$ 时，血药浓度波动相对较大；在多次给药每次给药剂量相同的情况下，当 $\tau < t_{1/2}$ 时，药物在体内可能会有较大**蓄积**。

7. 根据半衰期制定给药方案较简单，但该法不适合半衰期**过短或过长**的药物。

8. 平均稳态血药浓度与**给药剂量** X_0 和给药间隔 τ 的关系为：

$$C_{av} = \frac{FX_0}{kV\tau}$$

则给药间隔和给药剂量的制订为：

$$\tau = \frac{FX_0}{C_{av}kV}$$

$$X_0 = \frac{C_{av}kV\tau}{F}$$

9. 对于**治疗窗很窄**的药物，需要同时控制 C_{max}^{ss} 和 C_{min}^{ss}，才能使药物在临床使用安全有效。

10. 通常治疗指数窄的药物、药动学或药效学特征个体差异非常大的药物以及在治疗剂量下就表现出非线性动力学特征的药物，均需要**给药方案个体化**。

11. 常用的给药方案个体化方法包括**比例法、一点法和重复一点法**等。

12. 临床上对**肾功能减退**患者给药方案的设计，主要根据患者的肾功能状况，预测药物的清除率或消除速度常数，进行剂量调整。

13. 一般药物的肾清除率（Cl_r）与体内肌酐清除率（Cl_{cr}）成**正比**，即 $Cl_r = \alpha \cdot Cl_{cr}$（$\alpha$ 是比例系数）。

14. 药物的总清除率（Cl）是肾清除率（Cl_r）和非肾清除率（Cl_{nr}）之和，即 $Cl = Cl_r + Cl_{nr}$。由于 $Cl = kV$，且 $Cl = \alpha \cdot Cl_{cr} + Cl_{nr}$，此等式左右两边同时除以 V，由此可得药物的**消除速率常数 k** 为：

$$k = \alpha \cdot Cl_{cr} + k_b$$

15. 临床治疗时，若肾功能减退患者的给药间隔 $[\tau_{(d)}]$ 与肾功能正常患者的**给药间隔相同**，即 $\tau = \tau_{(d)}$，则肾功能减退患者的给药剂量 $[X_{0(d)}]$ 应为：

$$X_{0(\mathrm{d})} = \frac{k_{(\mathrm{d})}}{k} \cdot X_0$$

16. 若肾功能减退患者的**给药剂量不变**，即 $X_0 = X_{0(\mathrm{d})}$，则肾功能减退患者的给药间隔 $[\tau_{(\mathrm{d})}]$ 为：

$$\tau_{(\mathrm{d})} = \frac{k}{k_{(\mathrm{d})}} \cdot \tau$$

第六节　生物利用度与生物等效性

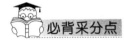

1. 吸收速度即药物进入血液循环的快慢，常用**血药浓度 – 时间曲线的达峰时间 $T_{\max}$** 来表示，达峰时间短，则药物吸收快。

2. 峰浓度 $C_{\max}$ 亦与吸收速度有关，但它还与**吸收程度**（量）有关。

3. 吸收程度，即药物进入血液循环的多少，可用血药浓度 – 时间曲线下面积来表示，它与**药物吸收总量成正比**。

4. 如果一种药物的吸收速度太慢，在体内不能产生足够高的**治疗浓度**，即使药物全部被吸收，也达不到治疗效果。

5. 制剂的生物利用度应该用 C_{max}、T_{max} 和 AUC 三个指标全面地评价，它们也是制剂生物等效性评价的三个主要参数。

6. **绝对生物利用度**是以静脉制剂为参比制剂获得的药物活性成分吸收进入血液循环的相对量，通常用于原料药和新剂型的研究。

7. **相对生物利用度**是以其他非静脉途径给药的制剂为参比制剂获得的药物活性成分吸收进入血液循环的相对量，用于剂型之间或同种剂型不同制剂之间的比较。

8. **血药浓度法**是生物利用度研究最常用的方法，即通过测定给药后不同时间下的血药浓度来进行研究。

9. 药动学方法研究 BE 时，通过测定设定时间点下的血药浓度，取得药动学参数作为终点指标，借此反映药物释放并被吸收进入循环系统的**速度和程度**。

10. 对于一般药物，推荐选用**两制剂、单次给药、交叉试验设计**。

11. 对于半衰期较长的药物，可选择**两制剂、单次给药、平行试验设计**，即每个制剂分别在具有相似人口学特征的两组受试者中进行试验。

12. 重复试验设计适用于部分**高变异药物**（个体内变异≥30%），优势在于可以入选较少数量的受试者进行试验。

13. 仿制药生物等效性试验应尽可能选择原研产品作为**参比制剂**，以保证仿制药质量与原研产品一致。

14. 若出于安全性考虑，需入选正在进行药物治疗且治疗不可间断的患者时，可在多次给药达**稳态**后进行生物等效性研究。

15. 对于**口服常释制剂**，通常需进行空腹和餐后生物等效性研究。但如果参比制剂说明书中明确说明该药物仅可空腹服用（饭前 1 小时或饭后 2 小时服用）时，则可不进行餐后生物等效性研究。

16. 对于**仅能与食物同服**的口服常释制剂，除了空腹服用可能有严重安全性方面风险的情况外，通常均进行空腹和餐后两种条件下的生物等效性研究。如有资料充分说明空腹服药可能有严重安全性风险，则仅需进行餐后生物等效性研究。

17. 对于**口服调释制剂**（包括延迟释放制剂和缓释制剂），需进行空腹和餐后生物等效性研究。

18. 对于**多次给药研究**，常采用达稳态后给药间隔期（τ）内的药-时曲线下面积 $AUC_{0\to\tau}$ 评价吸收程度。

19. 对于**口服溶液、糖浆**等溶液剂型，如果不含可能显著影响药物吸收或生物利用度的辅料，则可豁免人体生物等效性试验。

20. **常释制剂（常释片剂和胶囊）**采用申报的最高

规格进行单次给药的空腹及餐后生物等效性研究。

21. 空腹试验：试验前夜至少空腹 10 小时。一般情况下，在空腹状态下用 **240mL 水** 送服受试制剂和参比制剂。

22. 餐后试验：试验前夜至少空腹 10 小时。受试者试验当日给药前 **30 分钟** 时开始进食标准餐，并在 30 分钟内用餐完毕，在开始进餐后 30 分钟时准时服用试验药，用 240mL 水送服。

23. 试验给药之间应有足够长的**清洗期**（一般为待测物 7 倍半衰期以上）。

24. 一般建议每位受试者每个试验周期采集 **12～18 个样品**，其中包括给药前的样品。

25. 实际给药和采样时间与计划时间可能有偏差，则采用**实际时间**进行药动学参数计算。

26. 如果给药前血药浓度小于 C_{max} 的 5%，则该受试者的数据可以**不经校正**而直接参与药动学参数计算和统计分析。

27. 如果给药前血药浓度大于 C_{max} 的 5%，则该受试者的数据**不应纳入等效性评价**。

28. 如果受试者服用常释制剂后，在 T_{max} 中位数值两倍的时间以内发生**呕吐**，则该受试者的数据不应纳入等效性评价。

29. 对于服用**调释制剂**的受试者，如果在服药后短于说明书规定的服药间隔时间内发生呕吐，则该受试者的数据不应纳入等效性评价。

30. 试验报告中提交的药动学相关信息：①受试者编号、**给药周期**、给药顺序、制剂种类。②血药浓度和采血时间点。③单次给药：$AUC_{0 \to t}$、$AUC_{0 \to \infty}$、C_{max}，以及 T_{max}、k 和 $t_{1/2}$；C_{max}^{ss} 和 C_{min}^{ss}。④稳态研究：$AUC_{0 \to \tau}$、C_{max}^{ss}、C_{min}^{ss}、C_{av}、T_{max}^{ss}，以及波动系数和波动幅度。⑤药动学参数的个体间、个体内和/或总的变异（如果有）。

31. 受试制剂和参比制剂的 PK 参数（AUC 和 C_{max}）的几何均值比值的 90% 置信区间数值均应不低于 80.00%，且不超过 125.00%，即均在 **80% ~ 125%** 范围内。

32. 对于窄治疗窗药物，应根据药物的特性适当缩小 **90% 置信区间范围**。

33. 对于高变异药物，可根据参比制剂的**个体内变异**，将等效性评价标准作适当比例的调整，但调整应有充分的依据。

34. 当 T_{max} 与药物的临床疗效密切相关时，通常采用**配对非参数方法**对 T_{max} 进行差异性检验。

药学专业知识（一）

历年考题

【X型题】关于生物等效性研究的说法，正确的有（　　）

A. 生物等效性研究方法的优先顺序常为药代动力学研究、药效动力学研究、临床研究和体外研究

B. 用于评价生物等效性的药动学指标包括 C_{max} 和 AUC

C. 仿制药生物等效性试验应尽可能选择原研产品作为参比制剂

D. 对于口服常释制剂，通常需进行空腹和餐后生物等效性研究

E. 筛选受试者时的排除标准应主要考虑药效

【考点提示】ABCD。生物等效性研究方法按照研究方法评价效力，其优先顺序为药代动力学研究、药效动力学研究、临床研究和体外研究。通常采用药动学终点指标 C_{max} 和 AUC 进行评价。仿制药生物等效性试验应尽可能选择原研产品作为参比制剂，以保证仿制药质量与原研产品一致。对于口服常释制剂，通常需进行空腹和餐后生物等效性研究。筛选受试者时的排除标准应主要基于安全性方面的考虑。

第八章 药物对机体的作用

第一节 药物作用的两重性

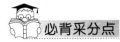

1. 药物作用具有**两重性**，即药物既可产生治疗作用，也可产生不良反应。

2. 药物效应是机体器官原有功能水平的改变，功能的增强称为兴奋，功能的减弱称为**抑制**。

3. 在分析药物所产生的效应时，既要注意药物对靶器官或靶部位的直接作用，又要考虑由于机体整体而产生的**反射性或生理调节性**的影响，以便对药物作用进行全面的认识。

4. 多数药物通过化学反应而产生**药理效应**，化学反应的专一性使药物作用具有特异性。

5. 药物作用的特异性取决于药物的化学结构，决定于**构效关系**。

6. 药理作用的**选择性**是指在一定的剂量下，药物对不同的组织器官作用的差异性。

7. **药物作用选择性的基础**有以下几方面：药物在体内的分布不均匀、机体组织细胞的结构不同、生化机能存在差异等。

8. 对因治疗指用药后能**消除原发致病因子**、治愈疾病的药物治疗。

9. 对症治疗指用药后能**改善患者疾病的症状**。

10. 补充疗法指补充体内营养或代谢物质不足，又称**替代疗法**。

11. 补充疗法也可以纠正发病原因，但引起缺乏症的原发病因并未去除，因此严格讲与对因治疗并**不相同**。

12. 临床实践应遵循"急则治其标，缓则治其本，**标本兼治**"的原则。

13. 我国《药品不良反应报告和监测管理办法》对药物**不良反应**的定义：合格药品在正常用法用量下出现的与用药目的无关的或意外的有害反应。

14. 少数较严重的不良反应较难恢复，称为**药源性疾病**。

15. 副作用是药物固有的药理作用所产生的，由于药物作用的选择性低，药理效应涉及多个器官，当某一效应作为治疗目的时，其他效应就成为**副作用**。

16. 短期内过量用药引起的毒性称**急性毒性反应**，多损害循环、呼吸及神经系统功能。

17. 长期用药时由于药物在体内蓄积而逐渐发生的毒性称为**慢性毒性**。

18. 慢性毒性多损害**肝、肾、骨髓、内分泌**等功能。

19. 致癌、致畸胎和**致突变反应**也属于慢性毒性范畴。

20. **后遗效应**是指在停药后，血药浓度已降至最小有效浓度以下时残存的药理效应。

21. 停药反应是指患者长期应用某种药物，突然停药后出现**原有疾病加剧**的现象，又称回跃反应或反跳。

22. **继发反应**是继发于药物治疗作用之后的不良反应，是治疗剂量下治疗作用本身带来的间接结果。

23. 变态反应是指机体受药物刺激所发生的异常免疫反应，引起机体生理功能障碍或组织损伤，也称**过敏反应**。

24. 变态反应常见于**过敏体质患者**，反应性质与药物原有效应和剂量无关，用药理性拮抗药解救无效。

25. 特异质反应多是**先天遗传异常**所致的反应。

26. 生理依赖性又称躯体依赖性，是指中枢神经系统对长期使用的药物所产生的一种身体适应状态；一旦停药，将发生一系列生理功能紊乱，称为**戒断综合征**。

27. **精神依赖性**是指多次用药后使人产生欣快感，

导致用药者在精神上对所用药物有一种渴求连续不断使用的强烈欲望,继而引发强迫用药行为,以获得满足和避免不适感,也称为成瘾性。

历年考题

【A型题】1. 药物产生副作用的药理学基础是(　　)

A. 药物作用靶点特异性高

B. 药物作用部位选择性低

C. 药物剂量过大

D. 血药浓度过高

E. 药物分布范围窄

【考点提示】B。由于药物作用的选择性低,药理效应涉及多个器官,当某一效应作为治疗目的时,其他效应就成为副作用。

【B型题】(2~4题共用备选答案)

A. 停药反应　　　　B. 毒性反应

C. 副作用　　　　　D. 继发反应

E. 后遗效应

2. 苯巴比妥服药后次晨出现"宿醉"现象,属于(　　)

3. 二重感染属于(　　)

4. 长期服用中枢性降压药可乐定,停药后出现血压

反弹的现象,属于(　　)

【考点提示】 E、D、A。后遗效应:在停药后,血药浓度已降至最小有效浓度以下时残存的药理效应。服用巴比妥类催眠药后,次晨出现乏力、困倦等"宿醉"现象。继发反应是继发于药物治疗作用之后的不良反应,是治疗剂量下治疗作用本身带来的间接结果。长期应用广谱抗生素,使敏感细菌被杀灭,而非敏感菌(如厌氧菌、真菌)大量繁殖,造成二重感染。停药反应:患者长期应用某种药物,突然停药后出现原有疾病加剧的现象,又称回跃反应或反跳。长期应用β受体阻断药普萘洛尔治疗高血压、心绞痛等,可使β受体密度上调而对内源性去甲肾上腺素能神经递质的敏感性增高,如突然停药,则会出现血压升高或心绞痛发作;长期服用中枢性降压药可乐定治疗高血压,突然停药,次日血压明显升高。

第二节　药物作用的量-效和时-效规律与评价

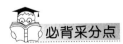

必背采分点

1. 药理效应的强弱呈连续性量的变化,可用数量或最大反应的百分率表示,称为**量反应**。

2. 以药理效应强度为纵坐标,药物剂量或浓度为横坐标,进行作图,得到直方双曲线。将药物浓度或剂量改用对数值作图,则呈现典型的 S 形曲线,即**量反应的量-效曲线**。

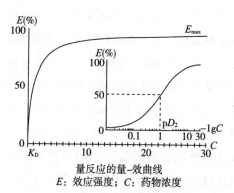

量反应的量-效曲线
E:效应强度;C:药物浓度

3. 如果药理效应不是随着药物剂量或浓度的增减呈连续性量的变化,而为反应的性质变化,则称之为**质反应**。

4. 在效应为 16%~84% 区域,量-效曲线几乎呈直线,其与横坐标夹角的正切值,称为量-效曲线的**斜率**。

5. 最小有效量是指引起药理效应的**最小药物剂量**,也称阈剂量。

6. 最低有效浓度是指引起药理效应的**最低药物浓**

度，亦称阈浓度。

7. 效能反映了药物的内在活性，在质反应中阳性率**达100%**。

8. 阿片类镇痛药效能**高**，能解除剧痛；阿司匹林类解热镇痛药镇痛效能低，只能用于一般轻度、中度疼痛。

9. 效价强度是指能引起**等效反应**（一般采用50%效应量）的相对剂量或浓度。

10. 效价强度用于作用性质相同的药物之间的等效剂量或浓度的比较，其值**越小**则强度越大。

11. **半数有效量**是指引起50%阳性反应（质反应）或50%最大效应（量反应）的浓度或剂量，分别用半数有效量（ED_{50}）及半数有效浓度（EC_{50}）表示。

12. 如效应指标为死亡，则称为**半数致死量**（LD_{50}）。

13. 药物的安全性一般与其LD_{50}的大小成正比，与ED_{50}成反比，故常以药物LD_{50}与ED_{50}的比值表示药物的安全性，称为**治疗指数**。

14. 治疗指数**越大**，药物相对越安全。

15. **时-效关系**是指用药之后随时间的推移，由于体内药量（或血药浓度）的变化，药物效应随时间呈现动态变化的过程。

16. 起效时间指给药至时－效曲线与有效效应线首次相交点的时间，代表药物发生疗效以前的**潜伏期**。

17. 最大效应时间即给药后作用达到**最大值**的时间。

18. **疗效维持时间**指从起效时间开始到时－效曲线下降到与有效效应线再次相交点之间的时间。

19. 作用残留时间指曲线从降到有效效应线以下到作用完全消失之间的时间。如在此段时间内第二次给药，则须考虑前次用药的**残留作用**。

历年考题

【A型题】药物产生等效反应的相对剂量或浓度称为（　　）

　A. 阈剂量　　　　　B. 极量
　C. 效价强度　　　　D. 常用量
　E. 最小有效量

【考点提示】C。效价强度是指能引起等效反应（一般采用50%效应量）的相对剂量或浓度。效价强度用于作用性质相同的药物之间的等效剂量或浓度的比较，其值越小则强度越大。效能和效价强度反映药物的不同性质，二者具有不同的临床意义，常用于评价同类药物中不同品种的作用特点。

第三节 药物的作用机制与受体

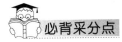

1. 酶是由机体细胞产生的具有催化作用的**蛋白质**，具有立体结构特异性、高度敏感性和高度活性，能促进各种细胞成分的代谢。

2. 酶的生成由**遗传因素**所决定，其代谢转换受各种生理、病理、药物及环境因素调节。

3. 体内酶的种类多、分布广，有些药物以酶为作用靶点，对酶产生激活、诱导、抑制或**复活**等作用。

4. 细胞膜上有许多离子通道，无机离子 Na^+、K^+、Ca^{2+}、Cl^- 等可以通过离子通道进行**跨膜转运**。

5. 离子通道的开放或关闭影响细胞内外**无机离子**的转运，能迅速改变细胞功能。

6. **核酸**（DNA 和 RNA）是控制蛋白质合成及细胞分裂的生命物质。

7. 有些药物化学结构与体内正常代谢物非常相似，参与机体代谢过程，却往往不能引起代谢的生理效果，最后导致抑制或阻断代谢的后果，属于伪品掺入，这一类药物称为**抗代谢药**。

8. 免疫系统中任何环节的功能障碍都会导致**免疫病理反应**的发生。

9. 免疫病理反应包括变态反应、**自身免疫疾病**、免疫增殖性疾病、免疫缺陷疾病、肿瘤及移植排斥反应。

10. 作用于免疫系统、影响免疫功能的药物统称为**免疫调节药**，包括免疫抑制药和免疫增强药。

11. 免疫抑制药泛指具有**免疫抑制**作用的药物，包括肾上腺皮质激素类药物、钙调磷酸酶抑制药、抗增殖/抗代谢药和抗体制剂。

12. 免疫增强药则是指具有免疫刺激、兴奋和恢复作用的药物，包括**免疫佐剂、免疫恢复药和免疫替代药**。

13. 受体都有相应的**内源性配体**，如神经递质、激素、自身活性物质等。

14. 能与受体特异性结合的药物等外来物质称为**外源性配体**。

15. 配体充当**第一信使**的角色，多数不进入细胞，与细胞表面的特异性受体结合，通过改变受体的构型，激活细胞内的信号转导过程。

16. 少数**亲脂性配体**可直接进入细胞内，与胞内或核内的受体结合，发挥信号转导作用。

17. 受体具有**饱和性**，因此作用于同一受体的配体之间存在竞争现象。

18. 受体对其配体有高度识别能力，对配体的化学结构与立体结构具有很高的专一性，特定的受体只能与其特定的配体结合，产生**特定的生物学效应**。

19. 绝大多数配体与受体结合是通过分子间的吸引力如范德华力、离子键、氢键，是**可逆**的。

20. 受体与配体所形成的复合物可以**解离**，也可被另一种特异性配体所置换。

21. 占领学说认为药物必须**占领受体**才能发挥作用，药物的效应不仅与被占领的受体数量成正比，也与药物-受体之间的亲和力和药物的内在活性相关。

22. 药物与受体的相互作用服从**质量作用定律**：

$$D + R \underset{K_2}{\overset{K_1}{\rightleftharpoons}} DR \rightarrow E$$

D 为药物，R 为受体，DR 为药物受体复合物，E 为效应，K_1 为结合常数，K_2 为解离常数。

23. 根据占领学说，受体只有与药物结合才能激活并产生效应，而效应的强弱与 **DR 相对结合量**成比例，全部受体占领时，出现最大效应 E_{max}。

24. 速率学说认为药物的作用主要取决于药物与受体结合及**分离速率**，而与药物占领受体量无关。

25. 二态模型学说认为受体构型存在**活化和失活**两种状态，两者可以相互转化，处于动态平衡。

26. G-蛋白偶联受体主要特点是在受体与激动药结合后，只有经过 G-蛋白的转导，才能将信号传递至效应器，G-蛋白是细胞外受体和细胞内效应分子的**偶联体**。

27. G-蛋白是由 α、β、γ 三种亚单位组成的三聚体，静息状态时与 **GDP** 结合。

28. G-蛋白有许多类型，常见的有**兴奋型 G-蛋白**，激活 AC 使 cAMP 增加；抑制型 G-蛋白，抑制 AC 使 cAMP 减少；磷脂酶 C 型 G-蛋白，激活磷脂酰肌醇特异的 PLC；转导素激活型 G-蛋白，激活 cGMP 磷酸二酯酶；G_o-蛋白在脑内含量最多，参与 Ca^{2+} 及 K^+ 通道的调节。

29. 配体门控离子通道受体由配体结合部位及**离子通道**两部分构成，当配体与其结合后，受体变构使通道开放或关闭，改变细胞膜离子流动状态，从而传递信息。

30. **酪氨酸激酶**能促进自身酪氨酸残基的磷酸化而增强此酶活性，又可使细胞内底物的酪氨酸残基磷酸化，激活胞内蛋白激酶，增加 DNA 及 RNA 合成，加速蛋白合成，从而产生生物学效应。

31. 甾体激素受体存在于细胞质内，与相应的甾体激素结合形成复合物后，以**二聚体**的形式进入细胞核中发挥作用。

32. 大多数第一信使**不能进入细胞内**，而是与靶细胞膜表面的特异受体结合，激活受体而引起细胞某些生物学特性的改变，如膜对某些离子的通透性及膜上某些酶活性的改变，从而调节细胞功能。

33. 第二信使将获得的信息增强、分化、整合并传递给效应器才能发挥其特定的生理功能或**药理效应**。

34. 第三信使是指负责细胞核内外信息传递的物质，包括**生长因子**、**转化因子**等，其转导蛋白以及某些癌基因产物，参与基因调控、细胞增殖和分化以及肿瘤的形成等过程。

35. 完全激动药对受体有很高的亲和力和内在活性（$\alpha=1$），部分激动药对受体有很高的亲和力，但**内在活性不强**（$\alpha<1$）。

36. 部分激动药量-效曲线高度（E_{max}）较低，即使增加剂量，也不能达到**完全激动药的最大效应**；相反，却可因其占领受体，而拮抗激动药的部分药理效应。

37. 有些药物以拮抗作用为主，但还有一定的激动受体的效应，则为**部分拮抗药**。

38. 由于激动药与受体的结合是**可逆**的，竞争性拮抗药可与激动药互相竞争与相同受体结合，产生竞争性抑制作用，可通过增加激动药的浓度使其效应恢复到原先单用激动药时的水平。

39. 竞争性拮抗药与受体的**亲和力**可用拮抗参数

（pA_2）表示，其含义是在拮抗药存在时，若 2 倍浓度的激动药所产生的效应恰好等于未加入拮抗药时激动药的效应，则所加入拮抗药的摩尔浓度的负对数值为拮抗参数。

40. pA_2 值的大小反映竞争性拮抗药对其激动药的**拮抗强度**，药物的 pA_2 值越大，其拮抗作用越强。

41. 非竞争性拮抗药与受体形成比较牢固的结合，因而**解离速度慢**，或者与受体形成不可逆的结合而引起受体构型的改变，阻止激动药与受体正常结合。

42. 受体脱敏是指在长期使用一种激动药后，组织或细胞的受体对激动药的敏感性和反应性**下降**的现象。

43. 同源脱敏是指只对一种类型的受体激动药的反应下降，而对其他类型受体激动药的反应性不变，因此又称**特异性脱敏**。

44. 同源脱敏往往是由于**受体蛋白磷酸化**、受体结构破坏、受体定位改变及受体合成减少等所致。

45. 异源脱敏是指受体对一种类型的激动药脱敏，而对其他类型受体的激动药也不敏感，因此又称**非特异性脱敏**。

46. 受体增敏是指长期应用**拮抗药**，造成受体数量或敏感性提高。

47. 若受体脱敏或增敏仅涉及受体数量或密度的变化，则分别称为**受体下调或上调**。

药物对机体的作用 第八章

历年考题

【B型题】（1~2题共用备选答案）
 A. cGMP　　　　　　B. Ca^{2+}
 C. cAMP　　　　　　D. 肾上腺素
 E. 转化因子

1. 属于第一信使的是（　　）
2. 属于第三信使的是（　　）

【考点提示】D、E。第一信使：多肽类激素、神经递质、细胞因子及药物等细胞外信使物质。大多数第一信使不能进入细胞内，而是与靶细胞膜表面的特异受体结合，激活受体而引起细胞某些生物学特性的改变，从而调节细胞功能。第二信使：最早发现的第二信使是环磷酸腺苷（cAMP），还有环磷酸鸟苷（cGMP）、二酰基甘油（DAG）、三磷酸肌醇（IP_3）、前列腺素（PGs）、Ca^{2+}、廿碳烯酸类（花生四烯酸）和一氧化氮（NO）等。NO既有第一信使特征，也有第二信使特征。第三信使：负责细胞核内外信息传递的物质，包括生长因子、转化因子等。

【X型题】3. 竞争性拮抗药的特点有（　　）
 A. 使激动药的量效曲线平行右移
 B. 与受体的亲和力用pA_2表示
 C. 与受体结合亲和力小

D. 不影响激动药的效能

E. 内在活性较大

【考点提示】ABD。由于激动药与受体的结合是可逆的，竞争性拮抗药可与激动药互相竞争与相同受体结合，产生竞争性抑制作用，可通过增加激动药的浓度使其效应恢复到原先单用激动药时的水平。竞争性拮抗药使激动药的量-效曲线平行右移，但其最大效应不变。例如，阿托品是乙酰胆碱的竞争性拮抗药，可使乙酰胆碱的量-效曲线平行右移，但不影响乙酰胆碱的效能。竞争性拮抗药与受体的亲和力可用拮抗参数（pA_2）表示，其含义是在拮抗药存在时，若2倍浓度的激动药所产生的效应恰好等于未加入拮抗药时激动药的效应，则所加入拮抗药的摩尔浓度的负对数值为拮抗参数。pA_2值的大小反映竞争性拮抗药对其激动药的拮抗强度，药物的pA_2值越大，其拮抗作用越强。

第四节 药效学方面的药物相互作用

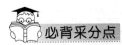

1. 一个典型的药物相互作用对由两个药物组成：药效发生变化的药物称为目标药，引起这种变化的药物称

药物对机体的作用 **第八章**

为**相互作用药**。

2. **理化配伍变化**可表现为混浊、沉淀、变色或产气等外观变化,也可能发生肉眼观察不到的分解、取代或聚合现象,致使药物性质或作用发生改变。

3. 引起药物配伍变化的理化原因主要表现为以下几个方面:pH的改变、**溶解度的改变**、解离度的改变、盐析作用和氧化还原作用。

4. 药效学方面的药物相互作用是指一种药物增强或减弱另一种药物的**药理学效应**,而对药物血药浓度无明显影响,包括药物在同一受体部位或相同的生理、生化系统上作用的协同或拮抗。

5. **相加作用**是指两药合用的作用是两药单用时的作用之和。

6. 增强作用是指两药合用时的作用**大于**单用时的作用之和,或一种药物虽无某种生物效应,却可增强另一种药物的作用。

7. 增敏作用指某药可使组织或受体对另一药的**敏感性增强**。

8. **生理性拮抗**是指两个激动药分别作用于生理作用相反的两个特异性受体。

9. 生化性拮抗是指两药联合用药时一个药物通过诱导生化反应而使另外一个药物的**药效降低**。

10. **化学性拮抗**是指两药联合用药时一个药物通过诱导化学反应形成合用药物的无活性复合物,而使另外一个药物的药效降低。

11. 药理性拮抗是指当一种药物与**特异性受体**结合后,阻止激动药与其结合,从而降低药效。

第五节 遗传药理学与临床合理用药

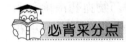

必背采分点

1. 遗传因素对药动学的影响表现为通过引起药物代谢酶、药物转运体以及**药物结合蛋白**等的表达或功能发生改变,从而导致药物在体内的吸收、分布、代谢和排泄发生改变,最终影响药物在作用部位的浓度。

2. 遗传因素对药效学的影响主要改变药物作用靶点(包括受体)对药物的反应性或敏感性,以及下游信号分子的**遗传多态性**对药物效应的影响,而不影响作用部位药物的浓度。

3. **人类基因组多态性**通常分为三种形式:①限制性片段长度多态性,即由于单个碱基的缺失、重复和插入所引起限制性内切酶位点的变化,而导致 DNA 片段长度的变化;②DNA 重复序列的多态性,主要表现为重复序列拷贝数的变异;③单核苷酸多态性,是指在基因组水平上由单个核苷酸的变异所引起的 DNA 序列多态性,通常是一种双等位基因或二态的变异,包括单个碱基的缺失和插入,但更多的是单个碱基的置换。

4. 在人类基因组的三种遗传多态性中,**SNP** 是分布最广泛、含量最丰富、最稳定的一种可遗传的变异,广泛分布于基因的外显子、内含子或基因间区,通过影响基因的表达水平或所编码蛋白的氨基酸组成和功能而发挥作用。

5. 按对异烟肼灭活的快慢,人群中可分两类:一类称为快代谢者,血中异烟肼 $t_{1/2}$ 为 45~110 分钟;另一类称为慢代谢者,血中异烟肼 $t_{1/2}$ 为 **2~4.5 小时**。

6. 从不良反应看,慢代谢者有 80% 发生**多发性神经炎**,而快代谢者仅 20% 有此不良反应。

7. 由于异烟肼在体内可与维生素 B_6 反应,使后者失活,从而导致维生素 B_6 缺乏性神经损害,故一般服异烟肼需同时服用**维生素 B_6** 以减轻此不良反应。

8. 快代谢者由于毒性代谢产物乙酰肼屈嗪在体内积聚,更易发生**肝脏毒性**。

9. G-6-PD 缺乏症是一种主要表现为**溶血性贫血**的遗传病,平时一般无症状,但在吃蚕豆或服用伯氨喹啉类药物后可出现血红蛋白尿、黄疸、贫血等急性溶血反应。

10. G-6-PD缺乏症使用氧化性药物时容易发生**药物性溶血**。

11. 胰岛素耐受性分两种：一种为胰岛素受体缺陷病，亦称胰岛素A型受体病；另一种是胰岛素自身抗体引起的胰岛素耐受性，称为**B型胰岛素耐受**。

12. 胰岛素受体基因突变可引起机体对胰岛素产生**耐受性**。

13. 受体合成障碍是指某些突变导致**受体mRNA水平降低**，包括无义突变、内含子和外显子接点突变、核苷酸缺失引起移码突变。

14. **受体转运障碍**指某些突变干扰转录后修饰作用。

15. **胰岛素耐受性**是非胰岛素依赖性糖尿病的一个重要的发病机制，对胰岛素有耐受性的患者，每天常需数千单位的胰岛素。

16. 不同个体对某一药物可能产生不同的反应，甚至可能出现严重的不良反应，这种现象称为**个体对药物的特应性**。

17. **特应性**产生的原因相当部分取决于个体的遗传背景。

18. 对于存在**遗传差异**的不同人群，相同的治疗药物，特别是那些药效差异与基因改变有关的药物可能产生不同的，甚至是完全相反的作用。

19. 通过**基因型检测**可以筛选出 PM，为患者选择其他药物进行治疗或调整治疗剂量，从而降低不良反应的发生率。

20. 从瘤体等部位中分离出的有关耐药基因的多态性数据可以用来选择**高敏感性药物**，提高化疗效果，如长春碱、紫杉醇等。

21. **肿瘤分子靶向治疗**是指通过检测肿瘤中是否存在导致肿瘤生长的基因突变或基因谱变化，以此确定针对特异性驱动基因突变的治疗方法。

22. 肿瘤分子靶标的出现使得靶标药物能够针对**癌细胞本身**进行治疗，不会对正常细胞产生重大伤害，在保障疗效的同时，尽可能减少（减轻）不良反应。

第六节　时辰药理学与临床合理用药

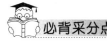

1. 生物节律是**内源性**的，是生物体在进化过程中为抵御大自然环境，如射线、气温、光照等周期变化的影响，而逐渐形成的机体内在生命活动的周期性变化，与大自然环境周期性变化相似。

2. 在自然界中，从单细胞生物到人类的各种功能活动、生长繁殖，随时间的推移，都可能呈现某种**有规律性**的反复改变，这就是"生物周期性"，即生物节律。

3. 生物节律既存在于整个机体之中，亦存在于**器官**，乃至于游离的单个细胞之中，因此生物节律是生命活动的基本特征之一。

4. **时辰药理学**研究药物与生物的内源性周期节律变化的关系，是在对药物治疗效果进行研究的基础上，根据机体生物节律，选择合理用药时间的药理学分支学科。

5. 时辰药效学和时辰毒理学是研究机体对药物效应呈现的周期性节律变化规律的学科，分别以**有效性**或**毒性**作为研究重点。

6. 时辰药动学是研究药物在**体内过程中**的节律变化。

7. 大多数机体功能如心排血量、各种体液分泌的速度及pH、胃肠运动、肝肾血流量、药物代谢酶活性等都有**昼夜节律**，因而许多药物的动力学参数都受此节律的影响。

8. 许多药物疗效及毒效的昼夜节律并不一定完全取决于药动学的昼夜节律的差异，而可能是取决于药物的**组织敏感性**的昼夜差异。

9. 许多受体不仅有昼夜节律性变化，而且呈**季节节律性变化**。

10. 在一般情况下，药物在血中浓度的高低与其作用大小呈**正比**，因此，许多药物作用的昼夜节律有可能与其在血中浓度的昼夜节律性变化有关。

11. 在实际药物治疗中，应用时辰药理学的知识来提高疗效、减少不良反应的治疗方法称为**时间治疗**，这个研究领域称为时间治疗学。

12. 硝苯地平对**心绞痛**发作的疗效存在一定的昼夜节律。

13. ECG 检测发现，日平均剂量 80mg 的硝苯地平对**心肌缺血**有明显的改善作用，几乎可完全取消通常于 6～12 时发生的心肌缺血高峰，对 21～24 时的心肌缺血保护作用强度明显不如前者。

14. 小剂量**阿司匹林**预防心肌梗死、心源性猝死效果肯定。

15. 目前常用的 α 受体阻断药与 β 受体阻断药虽有降压作用，但对于**血压昼夜节律**无明显影响。

16. 兼有 α、β 阻断作用的**拉贝洛尔**，对控制血压波动有较好的效果。

17. 钙通道阻滞药**硝苯地平**对血压的昼夜波动影响较强，口服 20～60mg，每日 2 次，可有效降低血压，并可明显控制血压的节律性波动,但不影响心率的昼夜节律。

18. β₂受体激动药可采取剂量**晨低夜高**的给药方法,有利于药物在清晨呼吸道阻力增加时达到较高血浓度。

19. **茶碱类药物**白天吸收快,而晚间吸收较慢,根据这一特点,也可采取日低夜高的给药剂量。

20. **肾上腺皮质激素**在体内的昼夜节律相当明显而恒定,皮质激素昼夜节律的紊乱,可导致其他功能昼夜节律的紊乱。

21. 胰岛素对正常或糖尿病患者的降糖作用都有昼夜节律,即**上午(峰值时间为 10:00 时)**的作用较下午强。

22. 糖尿病患者早晨需要胰岛素的量还是要更多一些,因糖尿病患者的致糖尿病因子昼夜节律在早晨也有一个**峰值**,而且其作用增强的程度较胰岛素早晨的增强作用更大。

23. 糖尿病患者尿钾排泄较多,其昼夜节律的峰值时间较正常人约**延迟 2 小时**,有视网膜病变的并发症患者还要再延迟 2 小时,在用胰岛素控制住血糖后 4~5 天,此昼夜节律才能恢复正常。

第七节　药物应用的毒性问题

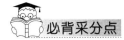

必背采分点

1. 药物通过抑制或者激活受体（如阿托品抑制 M 胆碱受体，吗啡激活阿片受体）干预模拟内源性发挥药理作用或**毒性作用**。

2. 药物进入机体后对酶系统具有**直接作用**，可影响其生成或改变其活性，使酶参与的生化反应受到影响，从而导致机体生理功能受到干扰，这是许多药物对机体产生毒性作用的原因。

3. 药物与机体内功能蛋白相互作用而改变其构象或结构时可导致**蛋白功能**受到损伤。如长春碱（或紫杉醇）与微管蛋白结合，影响细胞骨架蛋白聚合或解聚。

4. 药物影响 **DNA** 的模板功能，如阿霉素可嵌入 DNA 分子双螺旋折叠间，推动邻近碱基对分开，造成 DNA 模板功能错误。

5. 药物与靶点分子作用后可引起基因表达失调、细胞活动失调以及**细胞维持功能损伤**。

6. 药物对机体免疫功能的影响可分为两个方面：一方面是诱导兴奋，出现超常免疫反应，如变态反应、自身反应。另一方面则是引起**消退抑制**,使免疫监视功能低下,导致机体对感染和其他疾病抵抗能力下降。

7. **氧**是维持机体正常生命活动的必需物质,有些药物可干扰机体的需氧生理过程而对机体产生毒性作用。

8. 药物的**结构**决定药物的效应和毒性。

9. 在药物结构中增加**卤素**会使分子的极化程度增加,更易与酶系统结合而使毒性增加。

10. 药物的**脂水分配系数**、电离度、溶解度等理化性质都与毒性有关。

11. 有些药物在制剂研究过程中,为了获得合适的理化性质,需要制成不同的**盐或酯化物**,该过程会引起毒性的改变。

12. 药物在治疗剂量时主要表现为治疗作用,当达到或超过**最小中毒量**时,就会引起毒效应,随着剂量的进一步增加而加强。

13. 一些安全范围小的药物,治疗剂量与中毒剂量**非常接近**,严重中毒时可导致死亡,如去乙酰毛花苷丙、洋地黄毒苷、三氧化二砷等。

14. 在治疗疾病时,同一种药物采用**不同给药途径**,所需剂量可能不同。

15. 机体的血浆白蛋白水平减少,肝药酶活性降低,游离药物浓度明显升高,药物的治疗作用与毒性作用均会**增强**。

16. 婴幼儿，尤其是**新生儿与早产儿**，机体各器官功能都处在发育时期，各种生理功能尚未充分发育，对药物反应敏感性较高。

17. 月经期不宜服用**泻药和抗凝药**，以免盆腔充血、月经增多。

18. 妊娠期要注意药物可能对胎儿产生的不利影响，胚胎期是器官形成期，药物可干扰细胞分化，发生胎儿畸形，对已知的致畸药如碳酸锂、**华法林**、苯妥英及性激素等要禁用。

19. 胎儿期要注意药物对胎儿中枢及器官的影响，如孕妇应用**氨基糖苷类抗生素**可使婴儿听力丧失，抗甲状腺药可致新生儿甲状腺功能减退，妊娠晚期应用氯霉素可致灰婴综合征。

20. 临产前禁用**吗啡**等可抑制胎儿呼吸的镇痛药；在哺乳期，能通过乳汁分泌的药物对婴儿可能造成损害，如氯霉素、吩噻嗪类及苯巴比妥等。

21. 遗传因素对代谢的影响主要是由于药物代谢酶的**遗传多态性**导致药物代谢异常。

22. 上消化道药物毒性作用表现为**消化性溃疡**、出血等，是由于药物破坏了胃黏膜攻击因子与防御因子之间的平衡，引起胃黏膜损伤，导致溃疡或出血。

23. 上消化道急性炎症和**组织坏死**的主要改变：在黏膜表面形成灰色至白色的腐蚀斑，表面上皮层可形成一层痂皮，穿孔性坏死可导致食管穿孔，上消化道重建和/或瘢痕形成。

24. 纤维组织增生和**大量瘢痕收缩**可引起吞咽不畅或吞咽困难。

25. 口服药物经过胃部可引起**急性胃中毒**，主要表现为呕吐，呕吐之前常伴有唾液分泌过多、恶心、腹部肌肉紧缩等表现。

26. 呕吐物的性状可提示药物中毒的性质：**绿色呕吐物**显示含有从小肠反流的胆汁；亮绿色或黄色呕吐物提示含有经过消化的药物或其他毒物；亮红色或黑色、咖啡色呕吐物显示含有在胃部潴留的血液。

27. 药物**肠道毒性反应**症状包括便秘、腹泻、腹痛、麻痹性肠梗阻、假膜性肠炎及肠出血等。

28. 肠道黏膜细胞具有**高度生长功能**，对细胞周期特异性抗肿瘤药物如阿糖胞苷、羟基脲、甲氨蝶呤、长春新碱等均敏感，在用药数小时内即可出现毒性反应。

29. 药物可通过影响肠道分泌肠液、改变肠腔 pH 及酸碱平衡、肠壁肌肉收缩（蠕动）引起**腹泻**等毒性反应，如抗胆碱药、抗精神失常药物等。

30. 某些抗生素如林可霉素、克林霉素、四环素、头孢菌素、红霉素等使用后引起肠道内菌群生态平衡失调而导致**假膜性肠炎**。

31. 药物对肾脏的毒性作用主要包括急性肾小管损伤或坏死、**急性间质性肾炎**、慢性间质性肾炎、肾小球肾炎、梗阻性急性肾功能衰竭、慢性肾功能衰竭、肾血管损害等。

32. 常见引起肾脏毒性作用的药物有**非甾体抗炎药**，抗菌药物如氨基糖苷类、头孢菌素类、两性霉素 B、万古霉素、磺胺类等，抗肿瘤药甲氨蝶呤、环磷酰胺、氟尿嘧啶等，免疫抑制药环孢素以及含马兜铃酸的中药等。

33. 急性肾小管损伤主要表现为肾小管上皮细胞肿胀、空泡、变性、脱落和**细胞凋亡**。

34. 药物性肾损害程度较轻时，表现为急性肾小管损伤，损伤较重时表现为**急性肾小管坏死**。

35. 引起肾小管坏死或急性肾小管损伤的药物中以**氨基糖苷类**最为常见。

36. 急性肾小管损伤和急性肾小管坏死均可表现为**急性肾功能衰竭**。

37. 药物引起的急性间质性肾炎常伴有药疹、药热、关节痛及淋巴结肿大等**全身症状**。

38. 引起急性间质性肾炎的药物以抗生素及非甾体抗炎药较为常见，其中**半合成青霉素**最常见。

39. 药物引起的慢性间质性肾炎的肾脏病理表现主要为肾间质纤维化、肾小管萎缩和局灶性淋巴及**单核细胞浸润**。

40. 引起慢性间质性肾炎最为常见的药物是**非甾体类抗炎药**。

41. 药物引起的肾小球疾病包括慢性或急性肾小球肾炎、微小病变性肾病和**局灶性节段性肾小球硬化**等。

42. 引起肾小球肾炎的药物主要包括非甾体抗炎药、海洛因、**青霉胺**、血管紧张素转化酶抑制药等。

43. 梗阻性急性肾功能衰竭是因**排尿障碍**而导致肾功能障碍甚至肾实质发生损害的一种类型。

44. 慢性肾功能衰竭常见于长期使用非甾体抗炎药、**锂盐**、环孢素、抗生素等药物。

45. 有些药物可引起肾小动脉和毛细血管损害，致血压升高和肾功能损伤，如**环孢素**等。

46. 肼屈嗪、普鲁卡因胺、苯妥英钠、甲巯咪唑等可致**狼疮样综合征**。

47. 药物引起的肝损害，以**肝大**、压痛及叩击痛为多见。

48. 肝脏中脂质含量超过肝脏重量的5%或在肝脏组织切片中有大量可以着色的脂肪滴出现，即称为**脂肪变性**，而发生脂肪变的肝脏称为脂肪肝。

药物对机体的作用 第八章

49. 不论急性或慢性肝损害,均可表现出肝脂肪变性,如**四环素**等急性作用可引起脂变,而乙醇和甲氨蝶呤引起的脂变则属于慢性作用。

50. 许多肝脏毒物能引起肝坏死,根据其范围及严重程度可分为局部性和弥漫性,**局部性**多见,其中多数引起肝小叶中央区坏死,如对乙酰氨基酚。

51. 体质依赖性肝脏毒物一般引起**多灶性弥漫性肝坏死**,如半乳糖胺中毒。

52. 关于肝坏死的机制,重要学说有:①自由基形成学说;②活性氧形成学说;③**共价结合学说**。

53. **胆汁淤积**通常较脂肪肝和肝坏死少见,可伴有轻微的炎症或肝细胞损害。

54. 引起胆汁淤积的作用机制可能有以下几方面:①毛细胆管细胞膜损伤,造成**胆汁酸排泌功能障碍**;②胆小管管腔不畅,胆汁流动出现障碍;③胆管壁细胞膜通透性改变,水、电解质、胆汁酸重吸收增多,毛细胆管内胆汁浓缩、沉积和胆酸形成。

55. **黄疸和瘙痒**是胆汁淤积的典型症状。

56. **乙醇**引起肝硬化的特点是早期出现脂肪变和肝大,然后随着病理过程的发展,肝脏逐渐缩小。

57. 神经元损伤包括细胞质、树突、轴突和髓鞘的变性,这些损伤是**不可逆**的。

58. 如果神经元的**代谢率高**、胞体支持的细胞周期长以及生物膜快速除极和复极，药物对神经元的损害将会更大。

59. 周围神经系统神经元损伤，如多柔比星通过嵌入 DNA 和干扰转录损伤 PNS 神经元，特别是**背侧根部**的神经节和自主神经节的神经元。

60. 交感神经损伤，如**多巴胺**通过一定的摄取机制很快被转运到神经末梢，自身氧化后产生的氧化物质可以选择性地破坏交感神经。

61. 前庭神经和耳蜗神经损害，如氨基糖苷类抗生素具有**前庭毒性、耳蜗毒性**，庆大霉素对前庭毒性大于耳蜗毒性，链霉素、卡那霉素、阿米卡星则对耳蜗毒性大于前庭毒性。

62. **轴突损害**是指髓鞘包绕的轴突发生变性，而神经元的胞体仍保持完整。

63. 顺着轴突的长轴方向，毒性物质导致轴突"**化学性横断**"，即轴突远端发生横断性变性。

64. 有机磷酸酯类引起的迟发性神经毒性，病变有可能沿轴突向近端发展波及细胞体，形成"**返死式神经病**"。

65. 长春新碱、秋水仙碱和**紫杉醇**可引起微管相关性神经毒性。

66. 接触毒物可以导致髓鞘薄片剥离，即髓鞘内水肿，可以由碱性蛋白 mRNA 转录水平的改变引起，早期是**可逆**的；或选择性髓鞘缺损。

67. 可卡因和**安非他明**抑制突触前膜摄取单胺类神经递质的酶，增加突触间隙多巴胺和去甲肾上腺素的浓度而引起神经毒性。

68. **麻黄碱**通过促进单胺类神经递质释放而引起神经毒性。

69. **利血平**主要因干扰递质储存，耗竭去甲肾上腺素和多巴胺递质而导致精神抑郁。

70. 异烟肼导致体内维生素 B_6 耗竭，GABA 合成减少，**谷氨酸堆积**，引起对中枢和外周神经系统的毒性作用。

71. 对心肌细胞膜 Na^+ 离子通道具有阻滞作用的药物有**奎尼丁**、普鲁卡因胺、丙吡胺、氟卡尼、普罗帕酮、利多卡因、苯妥英钠和美西律等。

72. 抗心律失常药物中的胺碘酮、索他洛尔和**溴苄胺**等，能够阻断与复极化过程有关的 K^+ 通道，抑制 K^+ 外流，或增加内向电流如 Na^+ 和 Ca^{2+} 内流。

73. **三环类抗抑郁药**对 K^+ 通道有阻滞作用，对心脏也会产生毒性作用。

74. 不同电压依赖性钙通道对药物的敏感性不同，

容易受到药物影响的主要是**L型钙通道**。

75. L型钙通道广泛存在于各种细胞中，尤其是心肌和**血管平滑肌细胞**，功能上与兴奋－收缩偶联、兴奋－分泌偶联有密切关系。

76. 维拉帕米、戈洛帕米、地尔硫䓬等通过阻滞**Ca^{2+}通道**，治疗高血压、心绞痛、心律失常、心力衰竭和心肌病等疾病。

77. 对于心脏传导系统疾病的患者，钙通道阻滞药过度的**负性频率**和负性传导作用会导致心动过缓或心脏停搏。

78. 强心苷抑制心肌细胞膜上的 Na^+，K^+－ATP酶，增加心肌细胞内游离 Ca^{2+} 浓度，从而增强**心肌收缩力**。

79. 超氧阴离子可以和一氧化氮相互作用，产生**过氧化亚硝酸盐**，此物质被认为是导致氧化应激损伤的主要自由基。

80. 在氧自由基中，过氧化亚硝酸盐和羟基自由基被认为**毒性最大**，其可以和细胞膜磷脂及蛋白发生反应，导致细胞膜的流动性和通透性增加，膜的完整性遭到破坏。

81. 目前认为可诱导**心肌凋亡**的药物包括可卡因、罗红霉素、多柔比星、异丙肾上腺素等。

药物对机体的作用 第八章

82. 非那西丁的代谢产物对氨基苯乙醚通过羟化产生毒性代谢产物,可使血红蛋白氧化为高铁血红蛋白并引起溶血,导致**高铁血红蛋白血症**,引起发绀、呼吸困难等缺氧症状。

83. 可导致再生障碍性贫血的药物主要有抗生素如**氯霉素**,解热镇痛药如保泰松、羟基保泰松等,大多数抗肿瘤药,抗癫痫药苯妥英钠、乙琥胺,抗糖尿病药磺酰脲类,抗甲状腺药甲硫氧嘧啶等。

84. 再生障碍性贫血的发生,除了药物损伤造血干细胞、破坏造血微环境等因素外,**免疫介导**也是常见原因之一。

85. 引起嗜酸性粒细胞增多的药物主要有抗生素如**青霉素类**、头孢菌素类、红霉素、四环素,抗结核药物对氨基水杨酸、异烟肼、利福平,磺胺类,两性霉素,氟胞嘧啶,吩噻嗪类,苯妥英钠,卡马西平,巴比妥类,氯磺丙脲等。

86. 药物除引起外周嗜酸性粒细胞增多外,还可伴有发热及心、肺、肝、肾等脏器**变态反应**相关症状。

87. **药物**是继发性血小板功能障碍中最常见的诱因。

88. **烷化剂**可杀伤增殖期淋巴细胞和某些静止期细胞,并明显降低 NK 细胞活性,从而全面抑制细胞免疫和体液免疫反应。

89. 抗代谢药,如**硫唑嘌呤（AZA）**在体内转化为硫代肌苷酸,干扰嘌呤代谢,可抑制 T 细胞、B 细胞和 NK 细胞效应但不抑制吞噬细胞功能。

90. **糖皮质激素类药物**还可抑制细胞因子 IL－1、IL－2、IL－6、IFN－γ、TNF－α 的生成。

91. **环孢素 A** 治疗剂量可选择性抑制 T 细胞活化,并选择性抑制 Th 细胞产生细胞因子,如抑制 IL－2 的生成和 IL－2 受体的表达。

92. Ⅰ型变态反应主要是 IgE 介导的**速发性**变态反应。

93. Ⅱ型变态反应主要涉及血液系统疾病和自身免疫病,如服用"**氧化性**"药物非那西丁等可导致免疫性溶血性贫血。

94. Ⅲ型变态反应又称免疫复合物型或血管炎型反应,涉及的疾病有血清病、结缔组织病等,最易损伤的靶部位是**肺**、**关节**、**肾脏血管**等。

95. Ⅳ型变态反应的检验可用**促有丝分裂原**或结核菌素检测 T 细胞的敏感状态;也可用抗原检测机体的特异性致敏状态;还可检测细胞因子或者皮肤试验。

96. 甲基多巴导致自身免疫的靶部位是血小板和红细胞,主要引起**血小板减少症**。

97. 由于垂体分泌的 **ACTH** 长期不足,肾上腺皮质萎缩。

98. 药物对肾上腺组织或细胞直接造成的**损伤**也可导致其萎缩。

99. 人的甲状腺分泌的激素有三碘甲腺原氨酸（T_3）和甲状腺激素（T_4）两种，统称为**甲状腺激素**。

100. 药物对甲状腺的毒性主要表现为甲状腺增生、肿大，甚至形成**肿瘤**。

101. **四氧嘧啶**可产生超氧自由基而破坏 B 细胞，导致胰岛素合成减少，胰岛素缺乏。

102. 目前**链脲佐菌素**是使用最广泛的糖尿病动物模型化学诱导剂。

103. **秋水仙碱**可引起塞尔托利细胞胞浆微管的溶解，使塞尔托利细胞留下形态不规则的稀疏的顶部凸起而没有足够的结构支持，从而导致生精上皮中大量的生殖细胞脱落。

104. 睾酮或其他雄激素类药物可替代、恢复睾丸的正常生理功能，当长期大剂量使用或滥用本类药物时，可抑制精子的生成，导致**睾丸萎缩**。

105. 抗雌激素类药**氯米芬和克罗米芬**，因在垂体前叶水平竞争性阻断雌激素受体，阻止正常的负反馈调节，促进 GnRH 和垂体前叶的 FSH 和 LH 分泌，刺激卵巢使之增大，分泌雌激素，诱发排卵。

106. **吗啡**的呼吸抑制作用与其降低呼吸中枢对血液

CO_2 张力的敏感性以及抑制脑桥呼吸调整中枢有关。

107. 巴比妥类药物，如**苯巴比妥**等服用10倍催眠剂量时，可引起中度中毒，15倍以上可引起严重中毒，表现为深度昏迷、呼吸抑制、血压下降、体温降低及肾功能衰竭。

108. **筒箭毒碱类药物**因阻断膈神经支配的呼吸肌神经肌肉接头的 N_M 受体，引起呼吸肌麻痹。

109. 少数患者服用解热镇痛药如阿司匹林、吲哚美辛等，可诱发哮喘，称为"**阿司匹林性哮喘**"，其发生原因是本类药物抑制了花生四烯酸代谢过程中的环氧酶途径，使前列腺素合成受阻，但不抑制脂氧酶途径，从而造成脂氧酶途径的代谢产物白三烯合成增多，导致支气管痉挛引发哮喘。

110. 以普萘洛尔为代表的**β受体阻断药**，可阻断支气管平滑肌上的β受体，导致支气管收缩，引发哮喘。

111. 引起间质性肺炎和肺纤维化的药物包括**甲氨蝶呤**、博来霉素、胺碘酮、麦角新碱、肼屈嗪等。

112. **博来霉素**对肺上皮细胞和内皮细胞有直接的细胞毒作用，能引起Ⅱ型上皮细胞增生及中性粒细胞、嗜酸性粒细胞和巨噬细胞浸润，引起急性化学性肺炎，进而形成慢性肺纤维化，甚至呼吸衰竭。

113. 原发刺激性接触性皮炎简称为刺激性皮炎，是外用药物直接作用的皮肤部位出现的炎症反应,主要是通过**非免疫机制**发生的反应。

114. 药物引起的变态反应性皮炎,又称**过敏性皮炎**,常见不同程度的瘙痒,由Ⅰ型、Ⅱ型、Ⅲ型、Ⅳ型变态反应引起。

115. 最常见引起变态反应性皮炎的药物有**碘胺类药**、解热镇痛抗炎药、镇静催眠药巴比妥类以及青霉素、链霉素等抗生素。

116. 可致光毒性反应的药物有**胺碘酮**、喹诺酮类、四环素类及磺胺类药物等。

117. 临床上**喹诺酮类抗菌药**导致光毒性反应的发生率较高,主要表现为在光照皮肤处出现红肿、发热、瘙痒及疱疹等症状。

118. 许多药物均可以引起荨麻疹,主要药物有**青霉素**、链霉素、头孢菌素、生物制品、利福平、水杨酸类药物等。

119. 常见引起色素沉着的药物如**米诺环素**、氟尿嘧啶、环磷酰胺、氯丙嗪、四环素、氯喹等。

历年考题

【A型题】1. 关于药物引起Ⅱ型变态反应的说法,错误的是(   )

A. Ⅱ型变态反应需要活化补体、诱导粒细胞浸润及吞噬作用

B. Ⅱ型变态反应主要导致血液系统疾病和自身免疫性疾病

C. Ⅱ型变态反应只由IgM介导

D. Ⅱ型变态反应可由"氧化性"药物引起,导致免疫性溶血性贫血

E. Ⅱ型变态反应可致靶细胞溶解,又称为溶细胞型反应

【考点提示】C。Ⅱ型变态反应可刺激机体产生IgG或IgM抗体,抗体可特异性地结合到位于细胞表面的抗原上,活化补体、溶解靶细胞、诱导粒细胞浸润及吞噬作用,引起组织损伤。

【A型题】2. 下列分子中,通常不属于药物毒性作用靶标的是( )

A. DNA   B. RNA

C. 受体   D. ATP

E. 酶

【考点提示】D。有些药物能与内源性靶点分子(如受体、酶、DNA、大分子蛋白、脂质等)结合发挥作用,并导致靶点分子结构和(或)功能改变而导致毒性作用的产生。

药物对机体的作用 **第八章**

【B型题】（3~4题共用备选答案）

A. 多柔比星　　　　　B. 索他洛尔

C. 普鲁卡因胺　　　　D. 肾上腺素

E. 强心苷

3. 因影响细胞内 Ca^{2+} 的稳态而导致各种心律失常不良反应的药物是（　　）

4. 因干扰 Na^+ 通道而对心脏产生不良反应的药物是（　　）

【考点提示】E、C。强心苷抑制心肌细胞膜上的 Na^+，K^+-ATP酶，增加心肌细胞内游离 Ca^{2+} 浓度，从而增强心肌收缩力。对心肌细胞膜 Na^+ 离子通道具有阻滞作用的药物有奎尼丁、普鲁卡因胺、丙吡胺、氟卡尼、普罗帕酮、利多卡因、苯妥英钠和美西律等。

【X型题】5. 药物引起脂肪肝的作用机制有（　　）

A. 促进脂肪组织释放游离脂肪酸入肝过多

B. 增加合成脂蛋白的原料如磷脂等

C. 刺激肝内合成三酰甘油增加

D. 破坏肝细胞内质网结构或抑制某些酶的合成导致脂蛋白合成障碍

E. 损害线粒体，脂肪酸氧化能力下降，使脂肪在肝细胞内沉积

【考点提示】ACDE。药物引起脂肪肝的作用机制

有：①游离脂肪酸供应过多，某些肝脏毒物如DDT、尼古丁与肼类，甚至高血压病等，刺激垂体－肾上腺内分泌系统，通过使儿茶酚胺大量释放，导致脂肪组织释放游离脂肪酸入肝过多，最终形成脂肪肝；②三酰甘油合成增加，如异丙醇、巴比妥类可使肝内三酰甘油合成增加，导致脂肪肝；③脂蛋白合成障碍，常由于合成脂蛋白的原料如磷脂或组成磷脂的胆碱等物质缺乏，或由于肝脏毒物（如酒精、四氯化碳或霉菌毒素）破坏内质网结构或抑制某些酶的活性，使脂蛋白及组成脂蛋白的磷脂、蛋白质合成发生障碍，以致不能将脂肪运输出去，造成脂肪在肝细胞内堆积；④脂肪酸氧化减少，如机体摄入大量乙醇后，损害线粒体，使线粒体肿胀，氧化磷酸化解偶联，ATP含量下降，脂肪酸氧化能力下降，脂肪在肝细胞内沉积。